がん宣告「される前に！」「されたら！」まず読む本

日本醫學博士打造的

全面抗癌計畫

癌症能治癒！

預防與逆轉癌細胞的86種正確觀念

吉川敏一 著 吳怡文 譯

Foreword

前言

罹癌並不可怕

現在，日本平均每兩人就有一人罹患癌症，每三人就有一人死於癌症。在超高齡化的日本，未來癌症患者的人數應該會不斷增加。

但大家不用為此感到驚訝，這不過是因為過去人們在罹癌之前，就因其他疾病而去世。隨著醫學的進步，人們已經找出各種生活習慣病的原因和預防方法，也提高了對這些疾病的關注度。過去讓醫師「束手無策」的腦中風、腦出血、心肌梗塞等疾病都得以醫治，因此，才覺得罹患癌症或因癌症死亡的人數變得比以前更多。

事實上，癌症醫療的研究進展飛快。或許在不久的將來，癌症感覺上就只是「生活習慣病的一種」。比方說，近十年來，初期的胃癌或大腸癌，在治療五年後仍活著的「五年存活率」已經接近百分之百。不同於過往，只要能夠早期發現，搭配多種療法，便可以控制癌症的病情發展，未必需要像以前那樣和疾病「辛苦奮戰」。癌症的發生部位和種類都非常多元，大部分已逐漸從「死亡疾病」轉變為「慢性疾病」。

「被告知罹癌」已成為見怪不怪的事，癌症的三大療法也依然是手術、抗癌藥物和放射線，但其內容已經和過去截然不同。不僅增加了溫熱療法、免疫療法、重粒子線放射等治療方式，還可以組合多種治療。目前正在開發針對蔓延到全身或是小到看不見的癌細胞，利用中子能量的硼中子捕獲治療（Boron Neutron Capture Therapy，簡稱BNCT）等嶄新的治療方法。此外，人們發現了iPS細胞（Induced Pluripotent Stem Cell，誘導性多能幹細胞），在開發革命性藥物上變得更加容易，說不定未來會出現沒有副作用的抗癌藥物。透過基因組（genome，又稱基因體）的研究，施行適合個人體質的精準醫學（Precision Medicine）變得相當自然的事。如果可以順利施行「針對自己身上癌症的治療」，或許很快就能戰勝癌症。

另一方面，根據調查結果，現在大約還有一半以上的人認為「癌症是不治之症」。假使認為「得了癌症就會死亡」的人，突然被告知「得了癌症」，肯定會慌張而不知所措，甚至食不知味。聽到「癌症分期」、「五年存活率」等過去與自己完全無關的字眼，應該也無法完全理解。許多患者都說，被告知罹癌時，「大腦一片空白，完全無法思考」、

「完全不記得醫師說了什麼」，我的一位患者K先生便是如此。

K先生在八年前（五十八歲）被告知罹患第四期的末期食道癌，而且很難動手術。他回憶道：「我都忘了當時是怎麼離開醫院、回到家裡的。」K先生的朋友是京都府立醫科大學附屬醫院（以下稱京都府立醫大醫院）的牙醫師，而負責幫他做內視鏡檢查的正好是我的學弟，因為這樣的機緣，他帶著檢查報告來找我。做了詳細檢查，並投以抗癌藥物治療後，很幸運的，他的腫瘤縮小成可以動手術的大小。不過，雖然這是將食道完全切除，同時也切除淋巴結的大型手術，仍無法將腫瘤完全切除乾淨。剩下的癌細胞必須施以抗癌藥物、放射線和免疫治療，也就是所謂的「綜合性癌症治療」來處理。動完手術五年之後，K先生的病例被收錄在消化外科國際學報的論文裡，他開心地說：「全世界的醫師都在診治我的癌症。」

在那之後，他的癌症沒有復發，平安過了八年。K先生寫信告訴我：「希望自己的經驗可以對那些罹患癌症而大受打擊的人，帶來些許幫助。」

當身邊的人來向我詢問癌症相關問題時，我都會說，「只要你有心要治療，就一定

可以痊癒」，因為這句話就是吉川醫師告訴我的。

八年前，我被告知罹患第四期食道癌，而且很難動手術。我已經忘記當天是怎麼回到家裡的。上網搜尋之後，發現五年存活率不到百分之十，而且最後全都走向死亡。

隔天，我不斷打電話給朋友和認識的人。到現在我還清楚記得，透過牙醫朋友的介紹，接受吉川醫師診療時的情景。「你從那麼遠的地方來，很辛苦吧。」面對吉川醫師的問候，我只能說出：「我還有救嗎？」電腦螢幕上呈現出和教科書照片一模一樣、幾乎堵住整個食道的巨大鱗狀上皮癌（Squamous Cell Carcinoma）的影像。沉默片刻之後，看著螢幕的吉川醫師說：「我會努力醫好你，但你要聽我的話，好好配合」。對認定自己必死無疑的我來說，「我會努力醫好你」這句話就如同希望一般。一走出診間，我的淚水瞬間流出，但那是欣喜的淚水。淚水不斷從我按壓在臉上的手帕下方滑落。這是我這輩子第一次流下那麼多的淚水，而這應該也是唯一一次了。

我邊流著淚，邊對著看到我的表情，也哭著向我跑來的妻子說：「不、不是的，」過了好一會兒，才終於說出：「醫師說會救我。」說完，我和妻子拉著手，旁若無人地放聲大哭了起來。

K先生每隔半年一定會到為他動手術的消化外科接受追蹤和診察。做完檢查後，他都會來跟我報告近況，每一次也都會聊起接受我診斷時的情景，彷彿在說著昨天發生的事一樣。

但我認為，這是因為K先生有著堅毅不撓的精神，不管多麼辛苦都願意挑戰、堅持完成所有治療，才可能發生的成功案例。我只是在他背後支持、鼓勵他而已。一旦罹患癌症，唯有在家人、朋友與可信賴醫療人員的協助下勇敢面對，才能成功戰勝病魔。

因此，為了能早期發現，首先要請大家接受健康檢查。其次，很重要的一點是，即使診斷出來的結果是「不易醫治的癌症」，也不要放棄，因為癌症不再是無法醫治的疾病。就算今天沒有可用之藥，明天或許就會開發出新的治療方法；現在因為價錢過高而無法接受的治療方法，說不定幾個月之後就會獲得核准、納入健保給付，不管是誰，只要有繳交健保費，便可接受治療，治療藥物和方法都在持續進步中。但是，患者本人和家人透過網路得到的新資訊卻有其侷限，還是有很多非得專科醫師才會知道的訊息，例如：「這病症是否能夠接受這種治療」、「哪家醫院的醫師能夠進行某種治療」等。

過去四十五年，我以一般內科醫師及消化內科醫師的身分，為患者進行癌症治療；

也以抗老化和自由基研究者的身分，針對癌症發生的機制、全新治療方法與如何透過食物預防癌症等進行研究。過程中，我曾幫助患者釐清「當自己被診斷出癌症時，該怎麼辦？」「我希望醫師做些什麼？」，以及「罹患癌症之後，該怎麼做才能活下去？」等之類的疑問，還有融合臨床與最先進研究的癌症預防和治療方法等的觀念。

在漫長的人生中，我們得面對各式各樣的事，即使是像死亡這麼痛苦的事也必須承受。我希望大家可以把癌症當作一種試煉，理解它後並存活下來。同時，我也希望患者身邊的人可以抱著「或許明天就是我得癌症」的心態，學習正確的癌症與治療相關知識，給予患者最大的支持。

由衷希望本書可以為抗癌的患者及其家人帶來些許幫助。

吉川敏一

Contents

目次

Part 2 被宣告罹癌的下一步……45

Part 3 選擇治療方式與醫師

Part 5 住院治療

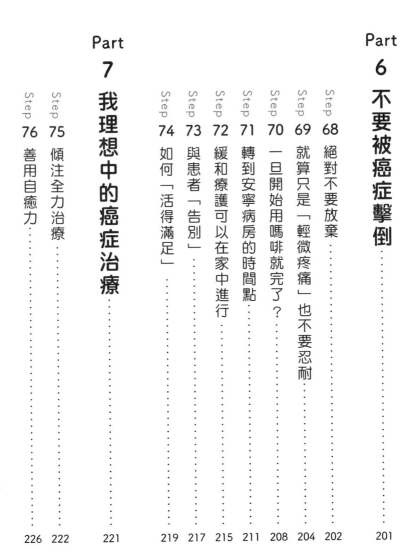

Part 1

做好「可能罹癌」的萬全準備

Step 01

我們都是癌症候選人

愈是平日健康狀況良好的人，就愈容易把「我不會得癌症」、「我的父母或兄弟姊妹沒有人罹患癌症，也沒有帶癌症基因，所以我不會得癌症」掛在嘴上。但是，愈是這種自認為健康的人，就愈少接受健康檢查，因此，當發現腫瘤時，通常都已經非常嚴重了，而且預後[1]也不會太樂觀。仔細一想，這也是理所當然。

不管父母兄弟和親戚是否罹癌，如果攝取含有致癌物質的食物，就一定會罹患癌症。若親戚中沒有人罹癌，那麼自己罹癌的機率，或許會比家中有人罹癌的人來得低，但是，如果因為這樣就認為「自己很安全」，那就大錯特錯了。

一天之內，體內會形成許多癌細胞，然後被免疫細胞消滅。某些前列腺癌是花了數十年的時間才慢慢變大，有時只是檢查時剛好沒被發現，或是尚未長大到能被檢查出來的大小，所以大家就認為那不是癌症。

在我們即將步入人生百歲的時代，由於壽命延長，自然會罹患各式各樣的疾病。如果人類的壽命長達一百五十年，應該所有的人都會罹患癌症吧。

一如上述，癌症是一種隨時可能出現在自己身上的疾病。

> 每天我們的體內都會產生癌細胞，若沒有被免疫細胞消滅，則會成為癌症，因此癌症是一種隨時都可能出現在自己身上的疾病。

1 譯注：根據病人當下的狀況，推估未來治療後可能出現的結果。

Step 02

癌症這種病

癌症是正常細胞的基因出現異常，不斷重複分裂而逐漸變大的疾病。癌細胞本身不會釋放致命毒素，傷害附近的細胞或器官，癌細胞也不會附著在旁邊的細胞上進行攻擊，對正常細胞造成傷害。從這樣的機制來看，癌細胞並不像白血球之一的嗜中性球一樣會造成發炎，或是像淋巴球一樣傷害細胞，造成身體的損傷。

然而，有別於分裂次數有限的正常細胞，癌細胞會無止盡地不斷分裂、增加，並進入淋巴液或血液中到處移動，而且還會像火苗一樣，到處擴散，且變得更多、更大，壓迫到正常器官的細胞，最後置換成癌細胞。當癌細胞變成大型塊狀時，周邊的血管、淋巴管、膽管和胰管等，當然會受到壓迫、造成阻塞。此外，癌細胞附近也會長出許多新的血管，在吸收營養之後不斷變大。

以肝癌來說，因為在肝臟上的癌細胞不斷增加，而讓肝內膽管受到壓迫，使得膽汁無法正常分泌。由於膽汁會製造出膽紅素，當膽管被阻塞，膽汁便流往血管中，全身就會出現黃疸症狀。此外，當癌細胞變大、變多，正常的肝細胞變少時，肝臟就無法合成對人類生存來說非常重要的各種蛋白質，甚至還會造成出血，危及生命。

如果癌細胞維持在不會對器官運作造成阻礙的大小，也不再繼續長大，就不會威脅到生命。因此，治療方針除了殺死癌細胞之外，也可以採取將癌細胞控制在一定大小的方法。

癌細胞會自己製造出生存所需的物質，並且變大、轉移，但並不會釋放毒素。如果是藥物或毒素的話，則會對正常細胞造成傷害，讓器官無法正常運作。比方說，若喝了氰酸鉀等有毒物質，或是吃了有毒的河豚肝，會造成中樞神經中毒、麻痺，使得相關器官無法正常運作，最後還會因為無法呼吸而導致死亡。然而，癌症這種疾病的機制和這些毒物截然不同，因此，有人認為「只要不讓癌細胞變大就沒問題」，換句話說，人類是可以與癌細胞和平共存的。

如果癌細胞維持在不會對器官運作造成阻礙的大小，也不再繼續長大，就不會威脅到生命。因此，除了殺死癌細胞的治療，也可以採取將癌細胞控制在一定大小的治療方法。

Step 03

基因和生活習慣

醫師在問診時會詢問患者諸多事項。其中，一定會問及家族病史，詳細詢問與病患有血緣關係者所罹患的疾病和死亡原因。這是因為疾病有時會和遺傳與生活習慣密切相關，若家族中有人罹患癌症，大致來說，會和以下兩件事有關：

第一是基因問題。也就是說，這些人體內引發癌症的基因與讓癌症加速發展的基因非常活躍，或者缺少可以抑制癌症的基因。擁有這些基因的人，就比較容易罹患癌症。

但不只是癌症，其他疾病也一樣，生病不單只有基因的問題。除了基因之外，另一個和癌症有關的代表性因素就是環境因子，換句話說，就是因「生活習慣不良」而引發癌症。一般認為，環境因子和罹癌的關係更加密切。

若是在同一個家庭生活，飲食、運動、抽菸、飲酒等各種生活習慣，會從祖父、祖母、父親、母親，一直到孩子，代代相傳，這種生活環境或許會形成容易罹癌的體質。

大家只要思考一下食物就可以了解。「口味較重」、「口味較淡」、「甜的」、「辣的」等，每個家庭偏好的調味方式都不一樣，這就是代代相傳的家鄉味。若是住在海邊、以捕魚為業的家庭，每天吃的菜色應該多半是魚類料理；以務農為業的家庭，飯桌上應該會經常出現當季蔬菜。至於料理的烹調方式，也一樣會代代相傳。

我們知道，口腔內的牙周病菌、胃壁上的幽門螺旋桿菌與長住在腸內的數兆個腸內細菌，或是皮膚上的常見細菌等，都和疾病有密切的關係。這些和我們人類共生的細菌，主要是遺傳自父母親，因此和家人罹患相同疾病的機率也會比較高。所以，如果家人和親戚中有很多人都罹患癌症，就必須多加注意飲食內容和生活習慣。

癌症不只是基因的問題，也與飲食生活和環境脫不了關係。

Step 04

癌症與腸內細菌的關係

最近，人們廣大關注「腸內細菌」的功能。有些腸內細菌是某個家族特有的，會自行分泌有用或有毒物質，自行刺激腸壁的受體（receptor），引發各種反應，而產生疾病。因此，不同家族的腸內細菌，有些容易引發癌症，有些則不容易引發癌症。

另一方面，我們吃的食物也會成為這些腸內細菌的「飼料」。腸內細菌的種類會隨著飼料的種類而減少或增加。

所謂不容易罹癌的家族，或許就是擁有不容易罹患癌症的飲食和生活習慣。同時，也可能有著不容易罹癌的基因、體質和腸內細菌。

針對發炎性腸道疾病的治療，目前已經開發出糞便移植的治療方法，也就是將含有腸道益菌的糞便轉移到患者身上，將來或許也可以用這樣的方法來預防癌症。現在，我們的團隊正在研究京都北部百歲人瑞糞便中的腸內細菌，希望可以從中發現能夠有效抑制癌症的腸內細菌。

不過，不光是生活習慣或腸內細菌的作用會形成癌症。如果大量攝取含有致癌物質的飲食，勢必也會引發癌症。

腸道中細菌好壞的多寡，跟癌症的生成也有關係。不容易罹癌的人可能體內擁有不易引發癌症的腸內細菌。

Step 05

積極進行癌症篩檢

若對自己的健康狀態太過自信，完全不做任何檢查，癌細胞可能會變大或到處轉移，導致難以治療，有時還可能因此喪命。

定期接受癌症篩檢，早期發現癌症，在腫瘤還小的時候比較容易治療，這些是最基本的原則。雖然有人說不需要做癌症篩檢，但我建議最好還是要一年做一次。愈早發現、腫瘤愈小，會比較容易治療，預後也不錯。

平常身體健康的人通常會自認為「我一定不會得癌症」，但這樣的說法毫無根據。相反的，經常生病、擔心自己健康狀況的人，通常會找機會做身體檢查，反而經常會在意想不到的部位發現癌細胞。這不是無病息災，而是「一病息災」。

不過，要一病息災是有條件的。就算在定期健康檢查時被告知沒有異常，也不能盡信，因為偶爾也會發生未留意到病灶或誤診的狀況。有些人雖然身體不舒服，卻因之前的檢查沒有發現異狀，而認為應該沒問題，所以沒有積極就診。特別是在這樣的狀況，當發現癌症時通常為時已晚。

即使有做檢查，也不可過度相信檢查的結果，一旦發現身體出現異常，就要馬上去看醫生。

癌症篩檢最好一年做一次。儘管檢查結果都沒問題，一旦發現身體出現異常現象，仍要馬上去看醫生。

Step 06 每天都會形成癌細胞

隨著癌症研究的蓬勃發展，我們知道體內每天都有癌細胞形成，其數量據說一天會有五千到六千個。大多數現代人的生活中充滿了對身體有害的物質，除了空氣汙染、食品添加物、化學製品和香菸之外，在我們周遭還存在非常多有害物質而不自知。這些物質會不斷傷害細胞的基因，讓正常細胞轉化成癌細胞。

當然，我們體內也具備可以擊退癌細胞的機制，擔任這個角色的就是淋巴球等免疫細胞，它們會馬上擊退不斷形成的癌細胞。

事實上，在你閱讀本書的這個當下，我們體內便有癌細胞形成，而免疫細胞又將其一一擊退，癌細胞可說是隨時都在我們身體裡，如影隨形。重要的是從平常開始就要避免睡眠不足、過度疲勞、偏食、壓力，最好做些適度運動，有充分的休息，攝取均衡的飲食，並且消除壓力、調整身體狀況，不要讓癌症有機可趁。

我們體內每天都有癌細胞形成，但也具備可以擊退癌細胞的免疫細胞，它們會馬上擊退不斷形成的癌細胞。平常要維持身體的良好狀態，不要讓癌症找上身。

Step 07

癌細胞與免疫細胞的攻防

免疫細胞有很多種，分別具有不同的功能。淋巴球包含B細胞、T細胞（輔助型T細胞〔T Helper Cells〕、殺手T細胞〔Cytotoxic T Cell〕、調節T細胞〔Regulatory T Cell〕）和NK細胞等，抗原呈現細胞（Antigen Presenting Cell）包含單核細胞（monocyte）、巨噬細胞（macrophage）、樹突細胞（dendritic cell）等；顆粒球包括嗜中性球、嗜酸性球（Eosinophil Granulocyte）、嗜鹼性球（basophils）、肥大細胞（Mast Cell）等。這些細胞不分晝夜、毫不停歇地為我們奮戰。

以健康的人來說，體內免疫細胞的力量，超越癌細胞增生的力量。一旦因為某種原因，免疫細胞的力量變弱、數量變少時，癌細胞增生的力量便會位居優勢，而導致癌症。免疫細胞沒有消滅的癌細胞，一個大約是一百分之一釐米。之後癌細胞的數量不斷增加，若要變大為一公分（十釐米）、一百億個癌細胞，有時需要花上十到二十年的時間。

市區町村所實施的癌症篩檢

種類	檢查項目	檢查對象	檢查間隔時間
胃癌檢查	問診及胃部 X 光檢查或胃鏡檢查擇一	五十歲以上 ※ 目前，關於胃部 X 光檢查四十歲以上便可實施	兩年一次 ※ 目前，胃部 X 光檢查一年可做一次
子宮頸癌檢查	問診、視診、子宮頸部之細胞學檢查及內診	二十歲以上	兩年一次
肺癌檢查	詢問（問診）、胸部 X 光檢查及痰液細胞檢查	四十歲以上	一年一次
乳癌檢查	問診及乳房 X 光檢查（乳房攝影） ※ 不建議視診、觸診	四十歲以上	兩年一次
大腸癌檢查	問診及糞便潛血檢查	四十歲以上	一年一次

※ 此乃根據《健康促進法》（二〇〇二年法律第一〇三號）第十九條之二的健康促進事業其中一環，由市區町村（相當於台灣的鄉鎮市區）實施。不同市區町村所進行的檢查內容和費用可能會有所不同，請向居住之市區町村相關單位洽詢。

※ 在台灣也有提供四項癌症篩檢，分別為乳房 X 光攝影檢查、子宮頸抹片檢查、糞便潛血檢查和口腔黏膜檢查，詳細內容請上衛福部國民健康署網站查詢。

如果在癌細胞還是一公分大時，治療方法有很多種可以選擇，而且對身體的負擔也比較小。事實上，很多人就是因為早期發現、早期治療而成功治癒。因此，身為醫師的我們會積極建議大家接受市區町村實施的癌症篩檢。

如前述，步入五十至六十歲之後，體內每天都會形成多達五千至六千個癌細胞。相對的，我們身體裡排除異物的免疫系統也會運作，免疫細胞會一一擊退癌細胞，所以癌細胞不會形成大腫瘤，而且或許免疫細胞就可以將剛剛形成的少數癌細胞輕鬆消滅。但是，如果癌細胞因為某種原因而殘留下來，幾年之後癌細胞就會變大，逐漸變成眼睛可見的大小，這個時候才會被診斷出癌症。

在二十分之一滴的血液中，約有兩千個淋巴球。人體全身末梢血液中的淋巴球約有一百億個，其中的〇・一%、約一千萬個免疫細胞，是可以擊退癌細胞的特異性殺手T細胞。

透過檢查發現的一公分大的癌症腫瘤中，大約集結了十億個細胞。一個特異性殺手T細胞必須對抗一百個癌細胞；當腫瘤長大到十公分時，其細胞數量會迅速增加到五千億個，此時一個特異性殺手T細胞必須對抗五萬個癌細胞，以寡敵眾。大家可以想像這

人類的淋巴球與癌細胞數量

全身末梢血液中的淋巴球：1×10^{10} 細胞（100 億個）

如果其中的 0.1%為特異性殺手 T 細胞

特異性殺手 T 細胞：1×10^{7} 細胞（1000 萬個）

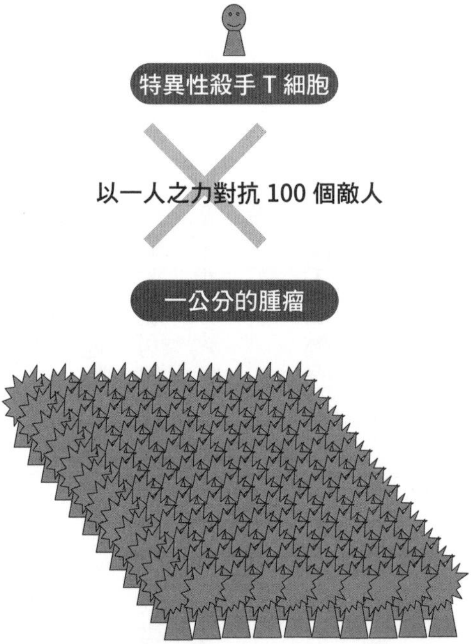

一公分的腫瘤：1×10^{9} 癌細胞（10 億個）

是一場多麼沒有勝算的戰爭。

當然，與癌細胞奮戰的免疫細胞不單只是有特異性殺手T細胞。但是，我們必須知道，當腫瘤愈大，癌細胞的數量也會變成一個天文數字。當腫瘤變得很大時，光靠免疫細胞並無法輕易消滅。因此，必須採取放射線療法、使用抗癌藥物的化學療法，或是以手術直接切除腫瘤等強力手段來殺死癌細胞了。

此外，有些人身上有著小到肉眼看不到的腫瘤，有可能只是因為沒有發現，就認定不是癌症，而平安無事地活著，也或許它們只是尚未形成肉眼可見的腫瘤，明顯呈現出來而已。就連檢查時無法發現的一公釐腫瘤，也是由一億個癌細胞所形成的，是特異性殺手T細胞的十倍。

年齡愈大，可以擊退癌細胞的免疫細胞就愈少。最好在腫瘤還很小的時候盡早去除，希望大家能夠認知癌細胞的數量是會不斷增加，因此要好好定期接受癌症篩檢。

當免疫細胞的力量變弱、數量變少時，癌細胞增生的力量會位居優勢，而導致癌症。隨著年齡愈大，可以擊退癌細胞的免疫細胞就愈少。

Step 08

癌症轉移的機制

相較於其他疾病，癌細胞的特徵是會「轉移」到其他器官。因此，癌細胞會自己製造出各種物質，藉以從現在的位置移動到其他地方。

轉移的過程大致如下：

首先，癌細胞會釋放出讓血管與淋巴管擴張的物質，而進入血管和淋巴管內。隨著血液或淋巴液到達其他器官的微血管後，再度製造出讓血管與淋巴管擴張的物質，跑到血管與淋巴管外面。然後，釋放出黏著物質，附著在正常細胞上。當癌細胞增生到某個程度之後，為了得到營養，會釋放出打造新血管的物質，吸引打造血管的細胞，這是癌細胞特有，但正常細胞沒有的血管新生作用。透過這些血管，可以吸收養分不斷增生，而使癌細胞不斷變大。

當正常細胞成長到固定大小後，只要沒有損傷，就會停止成長，而且也無法打造全新的血管。因此，它們只會吸取與自己體積大小相應的養分，並不會任意長大。但是，癌細胞具有血管新生作用，它們可以不斷製造血管，作為補給自己營養的管道。若癌細胞增加，新的血管也會跟著增加，搶奪應該要送到正常細胞的營養。

因此，以肝臟細胞來說，甚至可能整個肝臟全部都置換成癌細胞。這麼一來，因為肝臟無法正常運作，不能合成身體所需的眾多物質，最終就會導致死亡。

癌症的特徵是會「轉移」。癌細胞會進入血管或淋巴管內，移動到其他器官。此外，癌細胞也具有血管新生作用，作為補給自己營養的管道。若癌細胞增加，就會搶奪正常細胞的營養。當癌細胞占據器官，使之無法正常運作時，最終即會導致死亡。

Step 09

癌症惡化的兩種類型

癌症的惡化有兩種類型：一種是因單一癌細胞不斷增生，壓迫正常細胞，另一種則是像血液性癌症一樣，骨髓本身無法製造正常細胞，不斷生成癌化細胞。

以傳染病來說，病毒和細菌會到處散播，寄生在其他生物（宿主）身上，藉以延長自己的生命。癌細胞和傳染病的差異在於，癌細胞並不會為了生存而不斷轉移。

如果癌細胞像病毒或細菌一樣，「因為肝臟的營養已經被吸收光了，所以轉移到肺部去吸取營養」，那麼在殺死自己寄生的宿主之前，應該就會轉而尋找新的宿主。像身為侵略者的病毒和細菌，會透過不斷改變宿主而生存下來。

但我們的身體所形成的癌細胞，不會排出體外，而是會在我們體內不斷增加。因此，癌症不會傳染給其他人。

或許可以說，癌細胞雖想和正常細胞和平共存，卻無法阻止讓自己愈變愈大的悲劇。

相反的，我們可以透過這個特性，想出抑制癌症的方法。那就是，只要不讓癌細胞變大就好了。

目前，已經開發出殺死所有癌細胞的方法。但是，就算不把癌細胞通通殺光，只要減少癌細胞的數量，藉著不讓癌細胞長大、和它們和平共存，讓人類的壽命得以延長到百歲以上，也算是成功戰勝癌症。而其證據就在，不斷開發出的新抗癌藥物並非以「可以殺死多少癌細胞？」或「是否可以讓腫瘤縮小？」來判斷效果，而是以「可以讓患者多活幾年？」作為判斷的基準。

另一方面，如果是血液性癌症的治療，會透過抗癌藥物或放射線療法，直接在骨髓阻止癌細胞的生成。如果要徹底阻止骨髓這個造血器官產生癌細胞，也會影響正常血液的製造。因此，會採取骨髓移植或臍帶血移植等方法。最近，已經研發出非常優異的抗癌藥物，大幅提高白血病等血液性癌症的治療成果。

癌細胞雖想和正常細胞和平共存，卻無法阻止讓自己愈變愈大的悲劇。癌症惡化的方式有兩種，一種是單一癌細胞不斷增生，壓迫正常細胞；另一種是骨髓本身無法製造正常細胞，不斷生成癌化細胞。

Step 10

癌症保險是必要的

一如前述，不論是誰、不論何時，都可能罹患癌症。因此，我建議大家趁著身體還健康時購買癌症保險。

過去被視為致死疾病的心肌梗塞等心血管疾病或腦中風、腦出血等，只要施以適當且迅速的治療，大部分都不會造成死亡，因此，許多人都變得很長壽。現在，日本已經邁入超高齡社會，在這種狀況下，怎麼也無法避免的疾病就是癌症了。

請大家確認自己買了什麼樣的壽險[2]，保險範圍又涵蓋了那些疾病的治療。隨著時代的不同，癌症的醫療保險適用範圍也會跟著改變。在有些壽險中，惡性腫瘤（malignant neoplasm），也就是癌症，並不包含第一期的上皮內贅瘤（intraepithelial neoplasia），這點需要留意。

治療前，請先確認是否包含尖端醫療的特別契約。癌症治療中，也有不適用於健康保險的治療方法，像是重粒子線放射治療等的費用甚至需要花上數百萬日圓。這些高價的嶄新治療法，在被納入健保給付範圍之前，皆被視為一種尖端醫療，並且可與健保涵蓋的治療同步進行。事實上，也有只針對這些嶄新療法的醫療險產品，建議大家務必購買。在某些公司，只要添加少許金額，就可以加上特別契約。我就是為了加上這種尖端醫療的特別契約，特地重新加入壽險。當然，如果確認罹癌之後再買癌症保險，之前加入的壽險就無法增列尖端醫療的特別契約。

最近，以癌症的尖端醫療為主的壽險已經非常普遍。如果能事前加入包含癌症尖端醫療在內的壽險，也會比較安心。衷心希望大家選擇能夠接受尖端醫療的壽險，並趁早在年輕時就先購買，以備不時之需。

建議趁著身體還健康時，趕緊購買癌症保險。

2 譯注：日本的壽險可大致分為死亡保險、醫療保險、照護保險與生存保險四類。

Part 2

被宣告罹癌的下一步

Step 11 接受精密檢查

因為身體不舒服到醫院檢查或是接受癌症篩檢時，若發現異常狀況，就要進一步接受精密檢查。

檢查腫瘤位在哪裡、有什麼樣的腫瘤，腫瘤又有多大。接著，要盡可能取下腫瘤的組織切片，仔細觀察其組織型態。透過這些步驟，便能決定之後的治療方針。即使是相同種類的癌症，一旦癌細胞的組織不同，預後和治療效果也會有所差異。比方說，即使同樣是前列腺癌，有些不用積極治療，只要先暫時觀察癌細胞的變化就可以，有些則需要馬上以手術、放射線或荷爾蒙療法來進行治療，觀察組織可以決定未來的治療方針。

典型的檢查之一就是，血液等體液中所含的腫瘤標記（Tumor Marker）。指標是指記號之意，腫瘤標記指的是只有腫瘤才會釋放出的特有物質，如果體內有腫瘤，就會出現這些物質，有時增加、有時減少，檢查這些物質的數量，便可診斷是否罹患癌症。一般來說，當腫瘤變大之後，腫瘤標記的數值就會飆高。

只有「白血病」等與血液有關的癌症可以透過血液檢查，直接發現癌細胞。這個時候，可以再進一步透過骨髓穿刺檢查，確認骨髓中是否有異常細胞即可。

關於其他固體腫瘤，即便可經由腫瘤標記來檢驗，卻不能過度相信其數值。因為即使數值是正常的，也不能就此斷定沒有罹癌。有些患者雖然腫瘤標記的數值正常，但透過影像診斷仍發現癌症的蹤影。

相反的，就算沒有異常或屬於良性腫瘤，有時腫瘤標記的數值也會上升。因此，除了透過血液檢查來檢測腫瘤標記，還必須進行利用放射線的影像診斷或內視鏡檢查，以及組織切片檢查。

如果是大腦的話，可以進行腦部的ＣＴ（電腦斷層掃描，Computed Tomography）或ＭＲＩ（核磁共振成像，Nuclear Magnetic Resonance Imaging），若是呼吸器官，可以進行肺部Ｘ光或ＣＴ攝影。進行肺部檢查時，若使用ＣＴ，很容易就能發現因重疊而難以看到或尺寸非常小的腫瘤，所以，最近許多人都不做Ｘ光攝影，一開始就直接做ＣＴ檢查。

若想檢查全身的癌細胞，也可以利用ＰＥＴ（正子攝影）。因為癌細胞會積極攝取糖分，可以透過這一點來發現癌細胞。這個方法的特徵是，可以發現肺臟或肝臟等器官的癌細胞，卻不容易發現食道、胃、大腸等管腔器官的癌細胞。

因此，食道、胃、十二指腸與部分小腸，必須以上消化道內視鏡，從口、鼻置入纖維鏡來進行檢查；檢查大腸則要從肛門放入大腸纖維鏡，除了確認癌細胞的有無之外，還可以取下部分組織來確認已經形成的腫瘤是否為癌症。最近，還開發虛擬內視鏡，也就是不置入內視鏡，而是透過ＣＴ或ＭＲＴ拍攝出有如以內視鏡觀察般的影像，來進行診斷。

胰臟和膽囊、膽管，可以透過超音波檢查或ＣＴ掃描來確認是否有腫瘤存在。看了這些影像，若醫師判斷需要進一步做精密檢查，便要進行「逆行性膽胰管攝影術」，往與膽汁和胰液流出的相反方向注入顯影劑，確認管內是否有腫瘤形成。特別是胰臟癌多半是從胰管開始長成，所以必須進行注入顯影劑、拍攝影像的精密檢查，藉以確認胰管是否因為出現腫瘤而變窄。經過這一連串的精密檢查後，才能斷定是否為癌症。

不能過度相信腫瘤標記的數值。因為即使數值是正常的，也不能就此斷定沒有罹癌。有些患者雖然腫瘤標記的數值正常，但還是透過影像診斷發現癌症。

Step 12

做好「罹患癌症」的心理準備

醫師會告訴我們精密檢查的結果。知道自己罹癌時一定會非常震驚，所以，務必事先做好心理準備。

知道是癌症時，身為醫師的我們必須告訴患者確定罹患「癌症」。除非有什麼特別的原因，否則基本上都會直接告訴患者本人檢查結果。現在幾乎已經不會像以前那樣，把家人請到其他房間，然後告訴他們「我並沒有把實情告訴患者本人，其實他是得了癌症」的情況。

因此，如果可以一邊想著「說不定是癌症……」、「應該是癌症……」，然後前往醫院聆聽精密檢查的結果，所受到的打擊就不會太大。如果是在完全沒有心理準備的狀況下，突然被告知「得了癌症」，通常會備受打擊。

最近，也有很多醫師會告知患者「預後」，意即平均來說還剩下多少壽命。例如「還有半年的壽命」或「就算動了手術也只能再活一到兩年」，清楚地告訴患者，根據過去的統計還剩下多少時間。

醫師會根據患者的性格和生活環境，思考如何用比較不會造成衝擊的方式告知患者。完全沒想過「還能活多久」的健康人或年輕人，或許會受到很大的衝擊。精力充沛、竭盡全力投入工作的人，在被告知得了癌症時，應該會大受打擊。因此，最好是可以事先準備好可以減緩心理衝擊的方法。

現在，癌症已經不再是以前大家口中所說的不治之症，就算被診斷出癌症，也不用感到害怕。

聽醫師宣布是否罹癌的結果前，務必事先做好心理準備。

Step 13

即使「被宣告罹癌」也不用擔心

我們可以把癌症這種病，當作像糖尿病一樣的慢性疾病。現在，我們已經可以控制大多數癌症病程的進展。即使是放射線治療，也可以透過螺旋刀（TomoTherapy）或「動態腫瘤追蹤放射治療技術」（dynamic tumor tracking radiotherapy）等副作用較少，但可以照射大量放射線的裝置。使用重粒子線或質子放射線（proton beam）的新型「量子線治療」，則可用超強的力量殺死癌細胞。最近，我們團隊正在開發使用中子能量的全新「硼中子捕獲治療」。如果測試能夠成功，不管是會到處移動的癌細胞，還是眼睛看不到的小腫瘤，都可以全部擊退，這是一種劃時代的革命性療法。

使用抗癌藥物的化學療法已開發出效果更好的新藥，陸續有副作用較少的新型分子標靶治療藥物問世，即使是難以治療的癌症，也有非常出色的治療效果。因為治療方式日新月異，且效果都不錯，就算被醫師宣告罹患癌症，也無須太過擔心。

透過不斷革新的癌症治療技術，我們已經可以控制大多數癌症病程的進展，因此即便罹癌也不用太擔心。

Step 14 事先將「想詢問的事」寫下來

聆聽醫師告知精密檢查的結果時，建議家人們可以事先進行討論，將想詢問的事整理在筆記中帶到醫院，若真的罹患癌症，便可派上用場。

比方說，醫師有可能會告知「惡性腫瘤的惡化速度很快」、「就算動手術，也只剩下一年的壽命」。「剩下一年壽命」是根據統計計算出的平均值。因此，不妨問問醫師「最長可以活多久」，說不定也有痊癒的案例。如果是相同的癌症，立即死亡者和痊癒者都會列入統計，再算出平均值，因此，就算被告知平均存活率為三年，若聽到「一百個人當中有一個人可以痊癒」，感覺還是比較有希望，說不定你就是那個人。如果一百全部在三個月內死亡，或許就沒什麼希望，但這種事並不會發生。

如果醫師只說「這是平均值」，建議最好可以進一步詳細追問。即使是預後較差的胰臟癌，在治療之後，還是有活了三年、五年，甚至更久的患者。

可能也有些醫師會斬釘截鐵地說「有可能看不到明年夏天的煙火了」。這時絕非醫師心懷惡意，故意說出打擊患者的話，反倒是出於體貼，希望患者可以儘早處理身邊的事，做好心理準備。

但是，聽到這些話時，患者的情緒難免激動，覺得備受打擊。為了避免這種狀況，不妨事先準備好「有多大的機會可以看到明年的煙火」之類的問題。這時醫師肯定會說「並非每個人都無法看到明年的煙火」，凡事皆有例外，不必太早灰心喪志。

聆聽醫師告知精密檢查的結果時，可以先將想詢問的事整理在筆記上，以便派上用場。

Step 15 請人陪同前往聆聽檢查結果

過去，我曾告訴許多患者「你得了癌症」。根據我的經驗，雖然有些人會說「無所謂，反正我隨時都可以死」，但多半只是嘴上說說，沒有人會真的這麼想。

被宣告罹癌時，幾乎所有患者都會陷入恐慌、茫然，完全聽不進醫師講的話。以我的經驗來說，平常愈是把「就算被告知得了癌症，我也完全不會受到影響」這些話掛在嘴邊的人，在被告知罹癌的瞬間，就愈容易感到沮喪、情緒低落。而且，相較之下，男性比女性還要脆弱。相反的，經常說著「我該不會是得了癌症吧？」或猜想著「可能得了癌症」的人，在被告知罹癌時，情緒多半不會受到太大影響。

愈是身體強健、賣力投入工作的人，在發現癌症時，所受到的打擊就愈大，即使是很小的腫瘤，也多半會認為「癌症＝死亡」。

因此，在告知患者精密檢查的結果時，我經常會建議患者可以和家人或自己信賴且性格堅強的人一起來。請他們也進入診間，待在患者身邊，一起聆聽說明。

如果有人陪同，即使患者被宣告罹癌，因為不是只有自己一個人，感覺比較不會那麼無助。在那之後，建議陪同者可以多多安慰患者。如果檢查結果發現不是癌症，那也可以在回程順道吃頓美食，開心回家。

> 在告知患者精密檢查的結果時，建議可以和家人或自己信賴且性格堅強的人一起來聆聽。即使被宣告罹癌，感覺也比較不會那麼無助。

Step 16

記下醫師的說明事項

聆聽診斷結果時，建議由陪同者來做筆記，而非患者本人。和健康的時候不同，生病時，患者可能會因為受到打擊，腦筋一片空白，根本聽不下任何說明。很多時候，患者完全不記得醫師說明的內容。他們可能只聽到「自己得了癌症」這件事，其他像是對於「之後該怎麼辦？」等具體事項，完全聽不進去。

這麼一來，患者回到家後只會一心想著「我得了癌症……」、「之後該怎麼辦……」內心充滿不安與擔憂。如果當時有寫下筆記，等過了一段時間、心情恢復平靜之後，便可以查看。所以，陪同者最重要的任務是，待在患者身旁幫忙寫下筆記，這是因為陪同者可以比較冷靜聆聽醫師的說明。

如果你是陪同者，在進入診間前，別忘了，記得事先跟患者說「我會幫你做筆記喔」，讓對方能夠放心。

聆聽診斷結果時，若有人同行，建議由陪同者來做筆記，而非患者本人做記錄。

Step 17

向醫師索取說明時畫的圖與資料

醫師在向患者進行說明時，有的時候會畫圖，或是拿資料讓患者看，這些書面資料在之後要和家人或自己熟識的醫師討論時，會非常管用，建議可以請醫院幫忙拷貝。

一般來說，大部分的人都不是非常清楚，自己身體有著什麼樣的器官。因此，當醫師說明哪裡有個多大的腫瘤時，通常會畫出身體器官和腫瘤的所在位置。特別是需要動手術時，一般來說，醫師都會用畫圖來解釋手術的方式。不過最近，愈來愈多醫師會改用電腦進行說明。可能的話，不妨請醫院幫忙列印出來，讓自己帶回家。即使當場可以理解，因為聆聽說明時可能心情比較浮躁，回家後說不定會發現有很多疑問。

此外，詢問其他醫師、聆聽他們的說法，也就是尋求「第二意見」的時候，醫師提供的這些圖畫和資料也很有幫助。因為，如果無法完整傳達之前聽到了什麼樣的說明，接受諮詢的醫師也難以判斷，有可能還必須重新做一次檢查。

患者或許會因為心情低落，當場頭腦沒有辦法考慮這麼多。建議陪同者別忘了主動說出「請幫我列印一份」，主動向醫院索取病況相關的資料。

> 建議可以請醫院幫忙列印醫師說明時畫的圖與所寫資料，以利事後了解病情，或者提供給「第二意見」的醫師參考。

Step 18

即使罹癌也不要想得太悲觀

人一旦活到一百一十或一百二十歲，必定都會走向死亡。不管花了多大的功夫來對抗老化，都難逃一死。

如果步入一百歲之後才罹癌，可以想成託癌症之福，讓自己能享盡天年。只要沒有疼痛，以癌症來為生命畫上句點，也未嘗不好。

因為癌症可預估死亡時間，所以換個角度想，可說是「能在死亡之前做足準備」。如果知道半年內就會死去，就可以提前完成自己想做的事。如果明知患者會因為癌症而死亡卻沒有告知，患者可能在沒有做完自己想做的事之前就死去。若有打算十年後要做的事，現在就可以開始逐步完成。

如果因為交通事故或心肌梗塞而突然死亡，不難想像亡者的家人會有多麼惋惜和悲傷，當然，當事人也會有未盡之事等諸多遺憾。但若是罹患癌症，就可以有心理準備。

大家必須了解，每個人總有一天都會離開人世，所以至少要讓自己「坦然接受」所發生的事。

為了能懷抱希望走向人生終點，同時也為了得到家人或身邊的人的支持，請一定要告訴患者本人他得了癌症。

每個人總有一天都會離開人世，比起意外忽然離世，至少癌症能預估死亡時間，可以「在死亡之前做足準備」。

Step 19

給自己一些時間接受罹癌的事實

就算被告知「得了癌症」，如果有家人或自己信賴的人陪在身邊，就不用獨自一人抱著不安的心情回家，感覺比較不會那麼無助。

回到家後，總之就是要先放鬆休息。

就算自己覺得沒有問題，身體和心靈多少還是會受到創傷。這時最重要的就是，先給自己一點喘息的時間，把需要思考的事擺到明天。

人在剛受到驚嚇或發生意料之外的打擊時，通常會陷入驚慌，無法保持平常心。在這樣的狀態下，很容易會出現過度反應，覺得「發生了天大的事」。就像發生交通事故或經歷失敗之後，通常無法冷靜做出判斷一樣，即使是當時覺得很嚴重的事，隨著時間的流逝，也會逐漸變成小事一樁。所以這個時候必須放鬆心情，花點時間重新思考現實。被告知罹癌之後，可以先睡一覺，不要一直想著這件事，時間可以讓我們恢復冷靜。

告知罹癌之後，給自己一點喘息的時間，把需要思考的事先擺到明天再說吧。

Step 20 再小的疑問也要勇敢詢問醫師

和以前不同，現在幾乎所有的醫師，都不會對患者打破砂鍋問到底的態度感到厭煩。如果有什麼不懂或想知道的事情，不管問幾次，都一定要問到自己完全理解為止。因為診療時，未必能夠讓患者在短暫的時間內問完所有問題，所以前往門診前，最好可以先「複習」一下上次診療時有疑問的地方，事先把想詢問的事整理出來，直接跟醫師確認。

接受診療時，常常不知不覺就會感到緊張，而且時間又很短，有時無法問得太詳細。在這個情況下，回到家後，患者就要和家人一起花點時間把疑問點整理出來，清楚列出想詢問的事。

患者必須徹底接受自己罹患癌症的事實，然後接受治療。動手術固然需要心理準備，但即使是透過抗癌藥物的化學療法，也必須事先做好忍受副作用等痛苦的心理建設。治療癌症時，就算是很小的疑問，也要勇敢提出，不用覺得膽怯或不好意思。

如果有什麼不懂或想知道的事情，都一定要問到自己完全理解為止。建議前往門診前，事先把想詢問的事整理出來，直接跟醫師確認。

Step 21

確認「癌症是否轉移」很重要

此外，確認癌症是否轉移這點也非常重要。如果只有一個腫瘤，稱為「單發性腫瘤」（solitary tumor）[3]，多半是可以切除的。若已經轉移到全身，可以用手術切除最大的腫瘤之後，再決定要對其他腫瘤採取什麼樣的治療方式。

其他腫瘤也可以用手術切除，如果手術無法切除，則可考慮使用抗癌藥物的化學療法、放射線療法或免疫方法等其他治療方式。

根據癌症的狀態、種類，以及是否轉移，所採取的治療方式也各不相同。因此重要的是，醫師必須仔細檢查身體每個角落，看看癌症是否轉移，同時也要了解腫瘤全貌，在醫師、患者雙方都認同的狀況下進行治療。

了解癌症是否轉移，對選擇治療的方法非常重要。

3 編注：或稱單一（性）腫瘤、孤立性腫瘤。

Step 22

不要萬事問 Google

最近，我偶爾會碰上自己上網查了些資料，然後就變得很自以為是的患者。就算醫師想提供對那位患者來說最好的治療，有時患者會固執地相信自己搜尋到的訊息，而拒絕接受醫生所安排的治療。

我並非否定透過書籍或網路來取得癌症的相關知識。但是，有的時候患者可能會因為閱讀過多的資料而出現不必要的疑慮。網路上的資料多半已經非常老舊，也未必正確。與其上網搜尋，更重要的是諮詢眼前的醫師，藉以了解所有問題，然後和醫師充分討論過後，好好接受治療。

此外，有的時候，醫師好不容易提出最有效的治療方法，但患者卻堅持拒信正統醫療，轉而尋求替代醫療或民間療法，否定正規治療。甚至有些患者一旦遇到具影響力的人或自己信賴的人提出其他抗癌建議，就會誤以為那些才是正確的，盲目相信錯誤的治療方式。

雖然患者總有一天會發現自己的錯誤，但到那個時候幾乎都已經太遲了，實在是得不償失。建議大家要有自己信賴的醫師和朋友，以及隨時可以提供諮詢的家庭醫師。

請和「願意與自己一起戰勝病魔的主治醫師」，建立起凡事皆可諮詢的良好關係，視為接受合理治療的第一步。

不要盲目相信接收到的任何資訊，請與信賴的醫師討論。

Step 23

不要急著接受治療

有些患者在知道自己罹癌後，會想要「盡可能早點動手術把腫瘤拿掉」，這種急迫的心情完全可以理解，但是，隨著腫瘤所在位置、大小、性質的不同，治療的方法也會有所差異。

腫瘤並不是短時間形成的，多半要花上幾年的時間才會變大。就算花一點時間來決定要採取什麼樣的治療方式，腫瘤也不會因此迅速變大，老實說對治療成果並不會造成什麼重大的影響。醫師會在院內會議上就患者的病情，聆聽各種觀點及各專科醫師的意見，掌握腫瘤的全貌後，才會進行下一個步驟。我們會討論包含患者原有疾病在內的全身狀態，仔細訂立治療方針之後再展開治療。如果沒有做過充分檢查或意見交換，就急著進行手術等治療，反而危險，也會對疾病的預後帶來負面影響，甚至有可能縮短性命。

雖然有人說馬上幫患者動手術的就是好醫師，但這樣的說法是錯誤的。必須徹底了解癌症與全身狀態後再盡快動手術，才是正確作法。在尚未做完全面性的檢查就動手術，可能會引發大問題。

沒有充分檢查就進行手術，有可能會發現癌細胞已經轉移，必須得再次動手術，結果本來可以一次就結束的手術，還得再進行第二次的慘劇。此外，動手術時，也必須檢查肺部和心臟機能是否禁得起手術過程。如果有貧血的話則必須進行輸血，在事前得將全身狀態調整好。

做這些檢查時，不會進行治療。取而代之的，除了手術的相關討論，醫師還會針對是否使用抗癌藥物、要在手術前使用還是手術後，又要使用哪一種抗癌藥物等各種事項進行討論。

最近，有些病患會在手術後併發肺炎或吸入性肺炎，這些大多是由牙周病菌引起，因此有愈來愈多人會先去牙科把牙齒治療好後，才動手術。

根據檢查結果，有的時候會馬上展開治療，但不能在沒有說明，並取得患者同意的狀況下進行治療。請信賴醫師、不要焦慮，並確切掌握好癌症和全身狀態，才是治療的第一步。

信賴醫師的一切安排，是治療的第一步。必須徹底了解癌症與全身狀態後再進行治療，才是正確作法。

Step 24

手術要在「禁菸後」

從不確定自己是否罹癌的時候開始，就必須戒除會對自己的健康產生不良影響的事。比方說香菸。香菸的煙中含有大量「自由基」和「活性氧」等有害物質。這些物質會造成血管收縮、傷害肺泡。因此，在接受大型手術之前，一定要先禁菸一段時間。因為抽菸會對呼吸器官或其他器官造成傷害，還會降低手術的成果，有時甚至會危害性命。

然而，如果沒有吸菸，就可以很簡單地透過手術來治療。所以當懷疑自己「說不定得了癌症」的那一刻開始，請馬上戒菸。如果順利戒菸了，為了預防血管受損或罹患癌症，最好能繼續維持戒菸的狀態。

一般來說，如果是心臟或肺部等攸關性命的大型手術，考慮到預後情況，只要不是太緊急，最好可以戒菸二至三個月之後再動手術。如果診斷出癌症時還在吸菸，最快也要等兩個月之後才能動手術。

我們不知道這樣的狀況何時會發生，為了隨時做好動手術的準備，建議有吸菸習慣的人，最好現在馬上戒菸。

當懷疑自己「可能罹癌」時，請馬上戒菸。因為抽菸會對呼吸器官或其他器官造成傷害，還會降低手術的效果，有時甚至會危害性命。

Step 25 即刻減重，並少喝酒

覺得自己有可能罹患癌症時，除了戒菸之外，最好可以回復標準體重。因為肥胖會延緩術後復原，也會造成縫合不完全等併發症。

囤積脂肪的脂肪細胞會分泌出促進血液凝固的物質，以及大量引起發炎的細胞激素（cytokine）。因此，如果內臟脂肪太多，手術後常會出現傷口復原較差及癒合不完全的併發症。請小心控制食量，只吃八分飽，盡量減輕體重之後再接受手術。

此外，也禁止大量攝取酒精。部分抗癌藥物都有降低肝功能的副作用，若患者有脂肪肝，可能會因為抗癌藥物而造成惡化。此外，如果有酒精性肝病變，可能會因為使用抗癌藥物而造成肝臟機能惡化。因此，最好可以保持肝臟的健康。

另外，和香菸一樣，最好可以減少酒精的攝取量。考慮到有可能會透過外科手術或化學療法來治療癌症，從懷疑是否罹患癌症的那個時間點開始，就要消除肥胖，並且馬

上減少攝取日本酒或啤酒等酒精類的飲品。等到檢查結果證明並沒有罹癌，一切都只是杞人憂天，再和家人、朋友一起開心暢飲也不遲。

肥胖與飲酒會影響癌症治療的效果減半，所以要即刻減重、戒除酗酒習慣。

Step 26

注意營養補給品的攝取

一旦開始進行手術或抗癌藥物治療，就必須減少攝取會影響治療的食物，以及營養補給品或健康食品——也就是現在流行的機能性食品。因為有些營養補給品或健康食品可能對治療帶來負面影響。

許多患者都不會告知主治醫師自己有在攝取營養補給品。針對這些補給品，或許有些醫師認為那完全沒有效果，最好不要吃，也有些醫師覺得那種東西很好，各自有不同的看法，但只要有可能影響治療，那就最好不要吃了。

有些抗癌藥物會因體內代謝而出現效果或副作用。這個時候，如果吃了會妨礙代謝或促進代謝的健康食品或營養補給品，便可能降低抗癌藥物的效果，或是產生強烈副作用。最好服用前可以和醫師討論，看是否會對治療造成影響，不要因為怕被醫師反對而偷偷攝取，假使出了問題，可就得不償失了。

一旦開始接受治療後，在服用健康食品或營養補給品前，請務必與醫師討論，避免影響治療效果，或引發嚴重副作用。

Step 27

找個機會跟孩子說明病況

在正值工作黃金期，且還有年幼子女的狀況下，有時患者會猶豫是否該將罹患癌症的事情告訴孩子。

大人或許會擔心小孩可能會受到打擊，但事實上，孩子遠比父母想像的來得體貼、更擔心自己的父母。而且也會希望自己可以幫上忙。

我曾參加京都府暑假所舉行，針對小學生的「暑期兒童癌症教室」。在活動中，我們讓孩子在京都府立醫大附屬醫院的病房內進行探險，告訴他們癌症的形成機制與治療方法，同時也讓他們觀摩醫師和護理師的工作情形。這個活動的主要目的是想告訴孩子們「癌症並不可怕」。

或許患者有各種不同的考量，但我會建議在住院或開始治療之前，可以找個機會跟孩子說明病況、自己罹癌一事，以及住院期間和出院後可能發生的狀況。若認為「他們只是小孩子」而閉口不談，只會讓孩子變得更加不安。建議可以在玩耍或散步等和孩子一起做某件事的時候告訴他們，這樣感覺就不會那麼嚴肅。坦率地把事情告訴孩子，他們通常可以都可以接受。

還有一點要注意。如果有在上幼兒園或幼稚園的孩子，最好可以把住院和休養期間告訴老師，請老師暗中多加注意，一旦孩子出現異狀，就請他們告知，如此便可以更加安心治療養病。

癌症雖然看似只是一種慢性病，並不是什麼特別的疾病。不過，因為治療時會出現手術或化學療法等帶來的副作用而感到痛苦，這時絕對需要家人的支持。因此，最好是可以得到孩子的理解，做好「全家一起戰勝癌症！」的心理建設。

向家人坦白罹癌一事，在抗癌路上便能有最強大的精神支柱！

Part 3

選擇治療方式與醫師

Step 28

癌症的治療方式

癌症的基本療法，不外乎「手術、抗癌藥物、放射線」三種。這些治療方式被視為中流砥柱，又稱「癌症三大療法」。

癌細胞對我們來說是個惱人的存在，不僅沒有用處，變大之後還會壓迫到正常細胞和器官，影響正常功能，有時甚至還會造成死亡。因此，第一大療法就是透過「手術」去除癌細胞。近年，我們可以看到麻醉方式的進步和由機器人來動手術之類的醫學發展，但就「切除」來說，其理論和過去並無二致。只不過，一如使用顯微鏡和內視鏡的手術，手術的輔助機械有了革命性的進展，而且透過確認轉移部位與決定切除範圍的大小，可以改善預後，因此，現在仍不斷改良對人體的侵入性降到最低的技術。我們也會在手術的同時，待在宛如太空控制中心一般的房間裡快速進行影像與病理診斷，並透過機器手臂來進行手術。

第二種是利用「抗癌藥物」的化學療法。有破壞癌細胞發育過程的分子標靶藥物，與破壞癌細胞本身且副作用較少的藥劑等，各種類型的藥物每天都在持續不斷進步，革命性抗癌藥物陸續登場。希望大家了解，目前通過測試而被認可為新藥的決定性關鍵在於「是否能比過去的藥物，讓患者活得更久」，而非「是否可以讓癌細胞縮小」。不管如何，因為這些抗癌藥物的開發，使得化學療法的癌症治療效果有著顯著的進展。

第三種是「放射線」。自從發現X光後，人們就知道放射線可以破壞細胞，並用於癌症治療上。如果可以盡量把放射線集中在癌細胞上，不要照射到正常細胞，就可以提高治療效果，因而使用了螺旋刀等技術。

最近在臨床醫學上出現使用重粒子線和質子射線（proton beam）等的革命性治療方法。方法是如果對硼照射中子射線時，便會產生放射線，因為其作用距離相當於一個細胞的範圍，因此當癌細胞攝取硼之後，就只會傷害癌細胞而已。我們的團隊已經開始研究效果比過去更好的硼中子捕獲治療（BNCT），相信在不久的將來，應該可以運用在臨床醫學上。放射線療法每天都在持續進步中，未來我們肯定能完全消滅癌症。

癌症三大療法是手術、抗癌藥物、放射線。

Step 29 治療的評價標準為「存活率」

以前，癌症治療的目標是「縮小癌細胞」。但以現在來說，那只是目標之一，不再是全部。

單單只是為了縮小癌細胞的治療，會造成各種器官的損傷，消耗全身能量，也很可能引起併發症。我們不知道這樣的作法到底是在打擊癌細胞，還是傷害正常細胞。因此，最近人們開始以「治療後還可以活多久」作為評價治療效果的標準。最好是可以組合各種治療方法，維持在「就算不積極治療也沒關係」的狀態。

如果可以在身體還不錯的狀況下活到一百至一百一十歲，就算還殘存著癌細胞，也視為治療成功。

以手術切除癌細胞，看起來會比較乾淨、清爽，但手術後可能會伴隨後遺症或併發症。此外，雖然依據癌症的種類和形成部位，情況會有所不同，但如果只靠放射線就能控制癌細胞的擴散，讓患者繼續生存，應該是比較好的選擇。

現在，不只是手術和放射線，抗癌藥物治療也以存活率作為評價標準。大約十年前，曾有病患家屬問我：「抗癌藥物有多大的效果？」、「抗癌藥物真的可以治療癌症嗎？」目前針對過去「抗癌藥物可以將生活品質（Quality of Life = QOL）維持在什麼樣的程度？」「抗癌藥物有效嗎？」的問題，現在我們仍然抱持著疑問。

然而，十年前和現在的抗癌藥物療法有極大的轉變。以前的抗癌藥物和其他治療法一樣，都是以讓癌細胞縮小或不讓癌細胞長大為目標。極端一點來說，雖然抗癌藥物治療能讓癌細胞變小，卻可能發生患者因副作用死亡的狀況，也有出現不少就算能保住一命，卻連日常生活都有困難的痛苦案例。

醫師所開立的抗癌藥物會隨著患者的癌細胞種類、大小及階段等病況而有所差異。根據患者的體質，藥物的效果也會有所不同，會出現什麼樣的副作用，以及副作用的強度，必須得實際使用了抗癌藥物之後才會知道。因此，面對病患與家屬詢問的「抗癌藥物到底有沒有效」這點，我們通常會回答「有效的藥就有效，沒效的藥就沒效」。這聽起來或許有些不負責任，但老實說，我們也只能給得出這樣的答案。

現在新款抗癌藥物的評價標準，已經從「治療癌症效果的大小」變為「可以讓患者自在無礙地活多久」。因此，治療的效果會以抗癌藥物對這名患者而言「有多大的存活率」、「副作用能降低多少」等來作為衡量基準。

現在只有在抗癌藥物「可能有效」的時候，才會投以抗癌藥物來治療。以這個觀點來看，不只是抗癌藥物，應該也要積極接受其他治療才對。不過，最大前提是，除了主治醫師之外，也要適時聆聽第二、第三意見與其他醫師的看法，再以患者和家屬都能夠認同的方式來治療。

開始治療之後，「還可以活多久」是目前作為評價癌症治療效果的標準。

Step 30

如果體力許可，能切除的癌細胞就要「完全切除」……

醫師會一邊考慮治療方法的組合、順序、實施間隔，以及患者的年齡、體力、希望等，一邊從各種治療方式中選擇最能「延長壽命」的方法。過去有些人認為「癌細胞只要開始轉移，就無法切除原本的癌細胞了」、「因為已步入高齡，癌症的惡化應該也會比較減緩，所以就不用動手術了」。但最近想法已經轉而變成，「能夠切除的細胞要盡可能全部切除」。

只有在癌細胞轉移到全身，或在醫師評估下動手術會消耗體力，讓預後變差的狀況下，才會選擇不動手術，而改以抗癌藥物或放射線來治療。但如果患者還算健康，就會先用手術切除大的癌細胞，然後再進行下一個療法。相反的，如果腫瘤過大，無法以手術切除，有時也會先以抗癌藥物或放射線讓腫瘤縮小之後再動手術。

透過手術將肉眼可見的癌細胞全部切除時，也會同時投以抗癌藥物，追蹤癌細胞，或是在發現癌細胞轉移前刻意不進行治療，等癌細胞再度出現時，再一口氣治療。依據癌症的種類或癌細胞的狀態，可以選擇不同的治療方法。

現在，日本已步入超高齡化社會，很多老人的心臟、肺、腎臟和肝臟等器官機能，都和年輕人相去不遠，而且麻醉技術也不斷進步。因此，因為上了年紀而不動手術的案例已經變少。也就是說，現在癌症已經不是以年齡來決定治療方式，而是要先考慮到每個人的體力。

能夠切除的癌細胞要盡可能全部根除，是目前的治療方針。然而，是否進行手術與否的判斷基準，不是由年齡來決定，而是以個人體力是否能承受為主要考量。

Step 31

施行癌症三大療法的順序

如果不動手術，只以放射線進行治療，不僅會增加放射線劑量，也會傷害到周圍的正常細胞。如果先動手術，就不需要照射太多放射線，但若打算照射放射線之後再動手術，當放射線量一多，便會破壞周圍血管，也容易產生縫合不完全等手術後併發症，增加手術的難度。或者，可以用抗癌藥物讓癌細胞縮小之後再以手術切除，然後輔以放射線照射剩下的癌細胞。治療時，以適合患者狀態的順序來決定治療方式，打造治療計畫。

比方說，像食道癌等這類會到處轉移，進而滲透到周圍組織的浸潤癌，就無法馬上動手術。必須組合多種治療方法，先以抗癌藥物攻擊浸潤性癌細胞，再進行切除手術，然後以放射線照射剩下的癌細胞。

這種治療方法的選擇也會因為癌症的種類而有所不同。如果某類癌症對放射線敏感性高，採用放射線治療可以大幅提高治療效果的話，就以放射線治療為優先，若放射線敏感性較低時，便不會第一時間選擇放射線治療，抗癌藥物也是一樣的道理。

放射線治療經常和「溫熱療法」合併使用。因為透過溫熱療法，能提高放射線的敏感性，以提高治療效果。在化學療法中也正在進行感光劑等的開發，可以試著和上述方法合併使用。

建議可以一邊討論個別單獨使用手術、放射線治療、抗癌藥物來治療，或將其合併使用，選擇最適合患者的治療方式。

> 癌症三大療法的使用順序，會依患者狀態與癌症的種類而有所不同。

Step 32

癌症治療共識

一如前述，癌症的三大主要療法為手術、抗癌藥物、放射線治療。但是，在具體決定要將什麼樣的治療加以組合、治療分量和治療期間時，需要一致的看法。必須針對癌細胞的種類、大小和嚴重程度，選擇對患者最好的治療方式。

「癌症治療共識」是符合科學上的安全性與效果，且為當下可使用之最佳治療方式。癌症治療共識會根據癌症的種類來決定，因此，基本上不管在全國的任何一家醫院，都可以接受相同的治療。癌症治療共識是最廣泛使用的治療方法，當然也適用健保給付。

雖說是癌症治療共識，但並非是指「一視同仁的治療方法」。比方說，如果是完全相同的癌症種類、大小和階段，就會選擇同樣的治療方式。當然一如先前提到的，還必須考慮到患者的年齡、性別、身體狀況和原有慢性疾病，此外，因為有新的治療方式或新款藥物不斷開發，所以癌症治療共識也會與時俱進、不斷改變。更重要的一點是，患者要隨著這樣的變化，「接受最新的治療」。

不過，這些都只是基本原則，我們也可以在過去的治療方法上，加上各種選項。透過追加選項，當然可以獲得和癌症治療共識相同、甚至更好的治療效果。最近，已經開發出「免疫檢查點抑制劑」（Immune-checkpoint blockers，簡稱為ICBs），這是一種備受注目的全新免疫療法。有關其細節，將在後面的章節說明。

> 癌症治療共識是最廣泛使用的治療方法，不管在全國的哪家醫院，都可以接受相同的治療，然而具體細項，仍會以患者的實際情況、和新型治療與藥物的問世，制定出最佳的治療計畫。

Step 33

抗癌治療需考慮個人差異

每個人都是不同的個體，從想法、遺傳因子、環境、營養狀態，一直到體力等都天差地別。當然，癌症的治療方式也不盡相同，必須針對當事人思考出最佳的治療方式。此外，就算同樣都是肺癌，每位患者的癌症種類、大小和階段也都不盡相同，所以，必須配合每個人的狀況來選擇藥劑。

基於這些必要性，最近所有治療都必須「思考最適合當事人的方法」，也就是所謂的「精準醫學」（precision medicine）變得非常普遍。在不久的將來，我們就可以在考慮性別和年齡、調查每個人的基因之後，投以副作用最少且效果最大的抗癌藥物。

全球的醫師和研究者都在進行癌症研究。如果全新藥物和治療方法的效果可以獲得核准，癌症治療共識也會不斷更新。患有相同疾病的病友間的溝通，在許多層面上，都可作為鼓勵自己的精神支持，但是，每個人的症狀、治療方法和效果都會截然不同。大家要先理解，只要治療時期不同，就可能出現新的治療方式，由於治療方法與醫療技術日新月異，現在被視為是難以治療的癌症，在數年後極有可能開發出革命性的治療方式也不一定。

因此，我們不僅要參考國外的臨床實驗，還要建立符合日本人適用的治療法和治療方針。相較於其他國家的人，日本人不只基因不同，環境、飲食和想法也不一樣，甚至連腸內細菌的種類也有所不同，把一模一樣的東西加諸在日本人身上，是不太合理的。自明治時代，日本正式引進西方醫學之後，便以外國的治療方法為主要參考對象，未來我們應該要開發出日本特有的癌症治療法。

精準醫學目前非常普遍，是以考慮患者的性別和年齡、調查每個人的基因之後，投以副作用最少且效果最大的抗癌藥物。

Step 34

由自己來決定治療癌症的方式

除了某些特殊狀況，通常可以由以下幾個原則來決定癌症治療共識。

- 腫瘤位於哪個部位？
- 腫瘤有多大、多深？
- 是否轉移到四周的淋巴結？
- 是否轉移到其他器官？

綜合上述幾點，可以將癌症的發展分為0到IV五個階段。

首先，醫師會依據這四項原則，來選擇要先採取什麼樣的治療，如果病況沒有明顯改善，第二方案要選擇什麼樣的方法，如果還是不行，再進行第三個方案……，就像這樣，醫師會謹慎討論之後，才會向患者提出治療方針。

建議患者仔細聆聽這些治療方法後，務求完全理解。因此，在這個過程中，需要注意以下四點：

- 這種治療法會引起什麼樣的後遺症或副作用？
- 這種治療法的臨床效果如何？
- 其他治療法有什麼樣的後遺症或副作用？
- 其他治療法的臨床效果如何？

主治醫師會提供正確的知識、資訊，以及最適合患者的治療方法，但最終還是要由患者本人來做決定，看自己「想怎麼做」。當聆聽治療方法的說明、並被問到「想怎麼做」時，不用馬上回答。可以回家後，慢慢和家人一起考慮要選擇什麼樣的治療方式。

主治醫師會提供正確的知識、資訊，以及最適合患者的治療方法，但最終還是要由患者本人來做決定，看自己「想怎麼做」。

Step 35

好醫師會願意為病患「介紹轉診」

如果在癌症之外還有其他疾病，必須將那些疾病連同癌症一起考慮進去，並決定治療方案。由於沒有一個醫師能夠掌握所有領域。若病人所罹患的疾病不在自己的專業範圍內，有時就必須針對癌症治療可能造成的影響，請教其他專科醫師的意見。這個時候，患者可以拿著介紹信去找癌症醫師所介紹的專科醫師，接受診療或檢查，並諮詢對方的意見或請他寫下意見。之後再帶著這些資料，回頭接受主治醫師的診斷。

對患者來說，離開了解患病後所有過程的主治醫師，或許會感到不安，覺得自己被丟到其他地方，甚至有些患者會覺得這樣的主治醫師不值得信賴。

但我站在醫師的角度，對這位主治醫師的評價與患者截然不同。因為願意在開始治療前為患者介紹專科醫師，聆聽其他醫師的意見，確認「自己是否診斷錯誤」、「有沒有更好的治療方法」、「是否有沒發現到的疾病」、「是否會因為原有疾病或過敏而造成治療上的限制」，以提供患者最好的治療，應該算是一位坦率而誠實的醫師。此外，可以介紹多位專科醫師，也代表主治醫師能夠透過學會，了解哪位醫師在哪個領域有著出色的治療成果，光是這一點就可以證明他持續在學習最新的治療方法。

有的時候也會進行「會診」，請不同科別的醫師也一起擔任主治醫師，為病患治療。藉此，醫師們可以一邊交換意見，一邊治療，這可說是最能讓患者感到安心的一種診療方式。

願意在開始治療前，為患者介紹專科醫師，聆聽其他醫師的意見，可算是一位坦率而誠實的醫師。

Step 36

徵詢第二意見是基本常識

我們經常聽到患者說「雖然看了很多檢查資料，依舊不是很了解，所以就交由醫師決定了」。

關於治療方式及其風險，由醫師進行充分說明，等自己完全理解後，再交由醫師決定，是「知情同意」（informed consent）的理想模式。但事實上，很多患者都是因為「聽不太懂」或「怕對醫師不好意思」，所以才說「交由醫師決定」的。

當自己無法判斷、無法理解的時候，詢問「其他了解病情的人」的意見，是一種不錯的方式。把之前做檢查的結果拿給其他醫院的醫師看，針對診療與治療方式進行諮詢，詢問其他醫師（也就是第二位專家），看看主治醫師所選擇的是否是對自己最好的方法，稱為「第二意見」（second opinion）。如果主治醫師的意見和第二意見一致，對患者來說，會比較容易理解，並接受這樣的治療方式。

如果患者也無法接受第二意見時，可以再尋求第三位專家的意見（第三意見）。這就和相親一樣。很重要的一點是要到處拜訪醫師，直到找到患者本人「可以信賴」的醫師為止。這麼做不僅對深入理解自己的病情很有幫助，藉由詢問各個不同的醫師，也可以讓自己下定決心，選擇治療方式。

若想聆聽第二意見，首先要和主治醫師討論，請他們寫介紹信。如果要請主治醫師提供檢查結果和檢查影像，或許會酌收費用，但對方應該會願意協助處理。

這件事建議可以開口請主治醫師幫忙。比方說，直接告訴主治醫師：「因為想和其他醫師討論，是否可以幫忙寫介紹信？」或許有些患者擔心主治醫師會給臉色看。的確，在不久之前，當說出「要和其他醫師討論」時，有些醫師可能會覺得不太舒服，認為患者不相信他，但現在幾乎已經沒有這個問題了。不只是癌症，在醫療現場尋求第二意見已變得非常普遍，而且主治醫師也會願意寫封簡單的介紹信。許多大學教學醫院或大型醫院甚至設有「第二意見門診」，預約方法或費用會隨著醫院的不同而有所差異，可以事先確認。

對於治療方式，當自己無法判斷、無法理解的時候，詢問第二意見，是一種不錯的方式。

Step 37

徵詢第二意見的方法

但是，該在什麼樣的醫療機構、向什麼樣的醫師徵詢第二意見或第三意見才好？

當然，比較好的方法是，找到持續學習治療相關的最新知識，並將所學到的知識和經驗，配合患者的狀況來加以應用的醫師，然後再和那位醫師討論。不過，對患者或其家屬來說，要徹底了解醫師並不是太容易。

尋找、選擇醫師的標準之一就是調查「那位醫師是否隸屬於癌症相關學會」。在學會中，會提出癌症的治療方針，網頁上也會介紹最先進的治療方式。參加學會，同時也發表研究報告的醫師，多半都會不斷學習新的治療方式，並將之融入治療當中。

如果能很快和主治醫師建立起信賴關係，應該也可以詢問醫師：「因為也想和其他醫師討論看看，是否可以幫忙介紹人選？」有些主治醫師會仔細地幫忙寫介紹信，直接幫病患代為聯絡，並告訴對方：「想請教○○醫師的意見，可否請您診療？」

這個時候，站在被諮詢第二意見醫師的立場來看，會覺得那位醫師對自己的診斷很有自信。就因為有自信，所以才會願意寫介紹信給他想介紹的醫師。像這樣可以明快地與患者討論，並且幫忙介紹其他醫師的主治醫師，應該更值得患者信賴。

如果沒有告知主治醫師，也沒有帶介紹信或任何檢查結果就到其他醫院，在大醫院通常需要花比較多錢，有時甚至很難預約到門診。因為不知道病患過去診療的情況，有可能會重複檢查，花費多餘的時間和金錢。就算最後還是想請第一位主治醫師來診治，中間卻浪費了一些時間，甚至可能陷入無法回頭請第一位醫師診治的窘境。

因此，在尋求第二意見時，相較於尋找醫療機構或醫師，更重要的是要先和目前的主治醫師建立信賴關係。有了患者的信賴，才可以提高醫師的「治療力」。

但是，相反的，有時患者會覺得提供第二意見的醫師「更適合自己」。這個時候，我建議可以直接換掉主治醫師。畢竟，命是自己的，不是醫師的。唯有請自己信任的醫師治療，才能安心。

如果是因為「從以前就一直讓這位醫師診治」、「因為是麻煩別人幫忙介紹的」、「因為那位醫師是醫界權威」、「因為想和那家醫院保持關係」等理由而不想換主治醫師，那就另當別論。

總之，自己的性命必須自己守護，這個時候不必有其他顧慮。

請主治醫師介紹，或找隸屬於某學會的醫師，這些都可以是第二意見的最佳人選。

Step 38

「好醫師」要靠自己鍥而不捨地尋找

不管是主治醫師或藉以徵詢第二意見的醫師，想要尋找專科醫師，或者想更進一步尋找好醫師，都非常困難的。現在幾乎所有患者都會先在網路上搜尋「名醫」、造訪具有權威的知名醫院或醫療機構、到處詢問朋友或認識的人，利用各式各樣的管道尋找好醫師。

但是，不管透過哪一種方法，都不太可能馬上就找到名醫。在網路論壇或討論區，也充滿了假留言。即便是透過朋友介紹，往往都只是單純得知「因為有認識的人被醫好了」，但對醫生的經歷等資訊根本都不了解。因此唯有靠自己持續不斷到處尋找，才有機會碰到可以「完全信任」的醫師。

幾年前的年底，有一名患者就是這樣持續不斷地尋找才找到我來看診。他被診斷為末期肺癌，已經跑了三家知名醫院，即使在第四家的癌症專門醫院，也被告知「因為腫瘤太大且太接近胸廓，很難動手術」。但那位病患的兒子並沒有放棄。當時，他和患者一起搭著新幹線，到京都府立醫大來找我討論。我馬上請醫大的胸腔外科醫師幫他看診，最後得到的結論是「可以動手術」、「但因為腫瘤太大，需要緊急開刀」。於是一週後，也就是隔年年初，便安排患者住院。患者在做過精密檢查後進行緊急手術，順利切除超過八公分的癌症腫瘤。現在他的身體已經恢復到可以打高爾夫球的狀態了。

就算醫院在很遠的地方，也要前往一試，和醫師討論。如果可以找到自己信賴的醫師，應該優先請那位醫師治療，家人的方便性和醫院的遠近都是次要條件。畢竟是攸關自己性命的治療，不要因為一些無關緊要的理由就輕易放棄，最重要的是，要有耐心地找出最好的醫師。

> 尋找自己適合的醫生，或許會花上不少時間，但千萬不能輕言放棄。如果可以找到自己信賴的醫師，應該優先請那位醫師治療，家人的方便性和醫院的遠近都是次要條件。最重要的是，要有耐心找出最好的醫師。

Step 39

不要根據性格或外表來選擇醫師

尋找要託付生命的醫師時，必須注意一點，那就是態度和藹、很會說話（性格與人品）並不等於治療技術高和充滿熱忱（本事）。很多時候，乍看之下沉默寡言、不好相處的醫師，其實有著足以擁有被稱為「名醫」的技術和熱忱。

讓患者能夠信賴的治療，比起醫師的性格，更重要的是在醫術上全方位的「本事」。因為相較於患者，醫師在面對癌症時會想得更深、更遠，角度也更多元，然後再進行治療上的判斷。

話雖如此，也不代表只要尋找長期活躍於該領域，有實際治療成效的權威醫師就好了。因為，這樣的醫師往往已經離開治療現場或學會，沒有什麼機會學習、接觸新的理論或治療方式。年輕或正值盛年的醫師通常會更加了解新的治療方式與技術。

一般的患者都認為，技術熟稔的醫師比年紀較輕、尚未成熟的醫師來得好，傾向信任、依賴上了年紀的醫師。但是，光靠外表並無法正確判斷。因為有些人是踏入社會工作之後，才立志成為醫師，所以每個醫師開始行醫的年紀都不盡相同，即使剛從醫學院畢業，有些人看起來卻非常蒼老（笑）。從年紀或外表來判斷醫師的能力，顯然是不太妥當的。

不要只根據自己的判斷來選擇醫師，關鍵是要冷靜而客觀地聆聽、觀察各方意見和狀況，綜合所有的條件後，選擇「值得託付」的醫師。

選擇醫師的關鍵，是他在醫術上有全方位的本事，而非在於態度和藹或是好相處上。請冷靜而客觀地聆聽、觀察各方意見和狀況，綜合所有的條件後，選擇「值得託付生命」的醫師。

Step 40

和醫師組成能相互信賴的「團隊」

要治療癌症，不可能光靠患者一個人，而是必須以患者為核心，和醫師、護理師組成團隊，聯手進行。因為是團隊，如果彼此沒有辦法互相信賴、互相尊敬，原本可以順利進行的事，都會變得困難重重。不管如何，患者必須相信醫師。唯有雙方建立起緊密關係，才可能提高治療效果。

當我還在京都府立醫大擔任教授時，我經常對學生說：「假設自己擁有的治療能力是十，若不能獲得患者的信賴，我們醫師的治療能力就會停留在十而已。但是，如果患者願意把自己交給醫師，打從心裡信賴我們，就算醫師的能力只有十，也可以發揮到十倍、百倍的治療效果。」

這聽起來或許有點像是某個宗教領袖的談話，也有點像棒球或足球隊選手和教練之間的信賴關係。若能在患者全然的信賴下進行治療，就算對手（癌症）十分強勁，也可以獲勝，所下的指令也會是正確的。

一如宗教領袖或總教練，醫師在診治患者時，也必須帶著這種精神領袖的特質，和患者一起面對治療。若非如此，癌症就會輕視我們。

不管是醫師還是主治醫師，都必須抱著「不可被癌症擊倒的心態」，嚴謹而仔細地持續觀察癌症和患者的狀態。我認為這是面對癌症治療時應有的態度。

另一方面，患者也有必須遵守的重要原則。患者可能會因為知道罹癌而感到震驚，失去平常心、健康狀況變差，對未來感到不安，甚至還會變得情緒化。即使如此，面對醫師和護理師時，還是要避免無理的措辭或態度，關於這一點，患者的家屬也一樣必須留意。

大多數的醫師和護理師都是友善而溫柔的人。而且都會努力為患者「改善病情」或「治好癌症」。為了打造合作關係，共組可以彼此信任的團隊來對抗癌症，雙方必須盡量以溫和有禮的措辭來進行對話。

我這樣說當然不是要患者去拍醫師或護理師的馬屁。只是如果將盡心盡力幫助自己的醫師和護理師視為敵人，就沒辦法同心協力進行治療。

醫病雙方能夠打造友好關係，患者便可得到更好的治療結果。最重要的是要讓醫師和護理師產生「我們願意為這位患者竭盡全力」的心情。畢竟，不僅是患者，醫師和護理師也都是有感情的人。

患者必須相信醫師。唯有雙方建立起緊密信賴的關係，才可能提高治療效果。

Step 41

即便得到同樣的癌症，治療方式也未必完全相同……

經常有人說，自己的親戚和友人罹患相同的癌症，但治療方法卻不相同。即使是相同的病名，而且腫瘤大小也一樣，然而，只要細胞的種類或惡化的階段不同，治療方法可能就會不一樣。或許病患的家人或朋友會因為太過擔心而提出各式各樣的意見，但有時可能需要關上耳朵，聽聽就好。

癌症的治療會因為種類和腫瘤所在器官，而有所不同。以大腸癌來說，即使已經非常嚴重了，如果都停留在同一個地方，或許就可以用手術來治療。相反的，就算是很早就發現的癌細胞，如果已經開始轉移、四處蔓延，有時並無法以手術切除。隨著癌症部位、腫瘤形狀的不同，治療方式和預後也會有所差異。有些癌症比較容易治療，但也有些會像胰臟癌一樣，如果早期發現便可動手術切除，然而只要稍微晚了一點，就算動手術或投以抗癌藥物，預後可能也不會太樂觀。

就算和隔壁病床的患者同樣是罹患肺癌，也有容易轉移，必須長期使用抗癌藥物治療的類型、用抗癌藥物來治療較佳的類型，以及動了手術之後比較不容易轉移等各種類型。依據癌細胞的種類和大小，治療的方法也截然不同。

因此，有時會做癌細胞切片。因為光憑影像，很難正確診斷是「屬於哪一個種類的癌細胞」，所以最好是取下部分組織，來觀察癌細胞的種類。

在後面的章節還會提到癌症疫苗，透過組織切片，也可判斷要使用癌症疫苗或其他方式來治療。

醫師不會只根據影像來診斷，而是會以組織檢查為基礎，參考各式各樣的檢查結果之後，做出診斷，再決定治療方針。

即使是相同的病名，且腫瘤大小也一樣，只要細胞的種類或惡化的階段不同，治療方法可能就不一樣。另外，隨著癌症部位、腫瘤形狀的不同，治療和預後也會有所差異。

Step 42

診斷後可以立即進行緩和醫療4

幾年前，某人的父親被診斷為癌症，當時，他曾對我提出以下這個問題：

「當病患被告知罹患癌症之後，感到相當絕望、心情沮喪，陷入低潮的狀態。是否有什麼療法，可以在治療癌症的同時，也能讓他的心情好轉呢？請告訴我藥物療法以外的治療方式和它的效果。」

過去的癌症治療，並不會把患者精神上的痛苦或日常生活中所遭遇到的困難，當作治療內容的一部分，只是一味以去除患者身上的癌細胞，或把癌細胞縮小為主要目標，來進行治療，完全忽略身體上的疼痛或苦楚。相對的，隨著癌症研究的進步，陸續開發出各式各樣的治療方法，在這個過程中，治療效果的判斷基準也轉變為「可否延長患者的壽命」。

就算是進行了切除癌細胞、讓腫瘤縮小或消滅癌細胞的治療，患者的生命還是變短了，甚至是走向死亡，站在醫療的角度，可說是本末倒置。

治療的目的是要讓患者恢復健康、繼續活下去。因此，所有的治療都必須以「延長壽命」為標準來進行，這是以癌症研究所得到的科學性根據為基礎而訂立的癌症治療原則，所以我們知道，透過「心理治療」或「疼痛治療」來消除病患痛苦，對於提高存活率來說非常重要。

而且，透過研究我們也可以確定，被診斷為癌症後，接受心理治療或疼痛治療等緩和醫療的患者存活率，比光是接受癌症治療的患者還來得高。

在美國便以團隊醫療為基礎，在做好「罹患癌症」的心理準備時，臨床心理師會陪在患者身邊，幫助患者調適心情，不只是癌症，其他疾病也一樣。

日本從一九九〇年左右開始引進這種想法，在由我擔任校長的京都府立醫大附屬醫院，自一九九五年起，緩和醫療團隊便開始從事為患者減輕疼痛和痛苦的活動。

在大學教學醫院中，緩和醫療團隊不只會幫助患者消除身體的痛苦和疼痛，為了減

4 編注：緩和醫療最初是以臨終病人為主，但現今癌症治療的趨勢，是即使病人正接受各種癌症治療，只要身心靈方面需要更專業、更全面的照顧，都可以請緩和醫療團隊幫忙。

患者所感受到的痛苦

生理上的痛苦	精神上的痛苦	社會性的痛苦	心靈上的痛苦

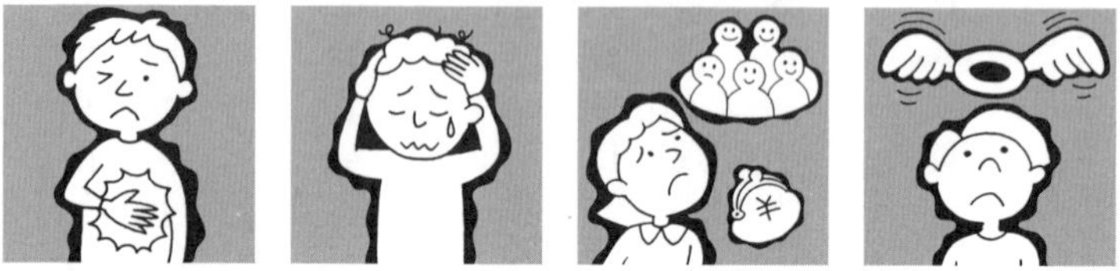

生理上的痛苦	精神上的痛苦	社會性的痛苦	心靈上的痛苦
因癌症造成的疼痛 手術後持續的傷口疼痛 因治療產生的噁心想吐或食慾不振	不安、憤怒悲傷等	關於工作的煩惱 經濟上的不安 對日常生活的不安等	對死亡的不安

緩和醫療的軌跡

過去 1990 年代　「針對對治療沒有反應的患者所進行的全人照護」

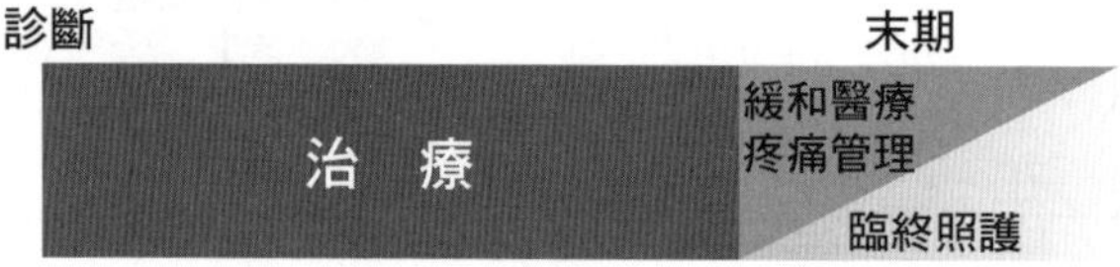
診斷
末期
治　療
緩和醫療
疼痛管理
臨終照護

現在 2002 年以後　「改善患者生活品質的方法」

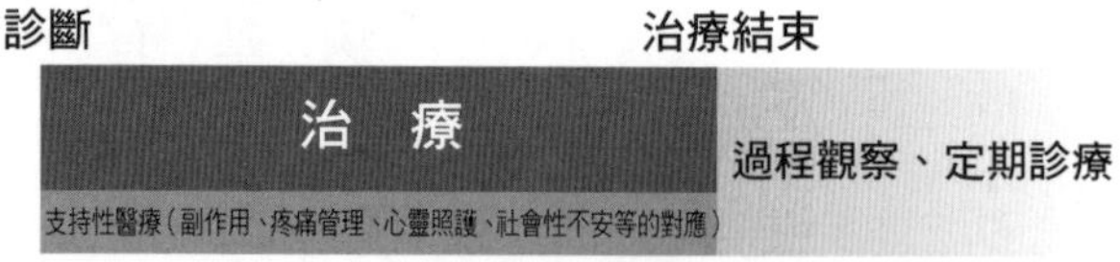
診斷
治療結束
治　療
過程觀察、定期診療
支持性醫療（副作用、疼痛管理、心靈照護、社會性不安等的對應）

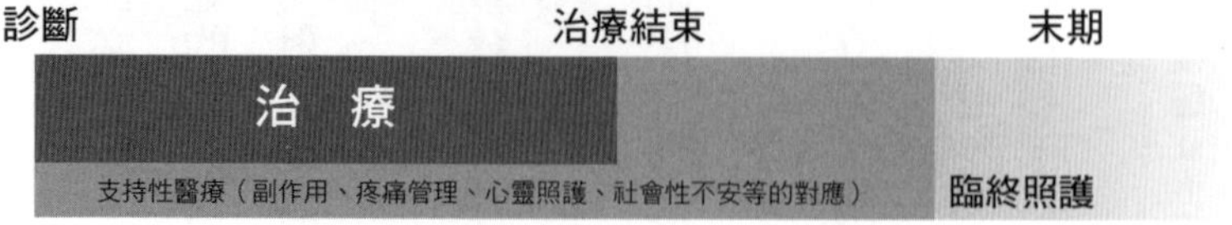

※ 根據 1986 年、2002 年 WHO（世界衛生組織）報告製作而成。

輕日常生活、工作和經濟上的壓力，以及對死亡的不安，所有團隊成員，包括患者家屬，都會一起給予患者支持。

不一定要在京都府立醫大醫院接受治療，只要是「癌症診療聯合據點醫院」，都會設有緩和醫療團隊。只要跟門診的醫師或護理師表示「想接受緩和醫療」，院方就會代為安排。如果現在看病的醫院沒有提供「緩和醫療」，也可以請主治醫師或護理師幫忙介紹其他有提供該項醫療的醫院。

透過「心理治療」或「疼痛治療」來消除病患身心上的痛苦，對於提高存活率來說非常重要。

Part 4

日新月異的抗癌治療方法

Step 43

健康保險之外的尖端醫療

隨著人們對癌症發病機制的了解，全新藥物和醫療機器的開發與運用也日益進步。新治療法會通過臨床實驗，判斷其安全性和治療效果後，才可向國家提出新治療法的申請，這就是總稱為「尖端醫療」的全新治療法。

「尖端醫療」（不限於癌症），是經厚生勞動省認定為高度醫療技術，仍在討論是否要納入健保範圍內的治療法。包含癌症治療在內，目前獲得日本政府認可的尖端醫療的治療有八十八種[5]，具體內容刊載在厚生勞動省的網頁（http://www.mhlw.go.jp/topics/bukyoku/isei/sensiniryo/kikan03.html）上，每天都會更新，所以必須進行確認，由於尖端醫療屬於特別的治療法，因此並非所有醫院都有提供，只有在符合國家標準的醫療機構才能接受這樣的治療方式。

我想大家都清楚，尖端醫療的最大缺點就是費用昂貴。關於癌症的尖端醫療，只要有進行存活率的評估，並受到認可，就會被列入健保的範圍內，但現在這樣的醫療方式並不多，許多尖端醫療健保並不給付。

比方說，在後面的章節會詳細說明屬於尖端醫療之一的質子射線治療、重粒子線放射治療、免疫細胞療法（adoptive cellular therapy，使用樹突細胞及腫瘍抗原肽的疫苗療法）、自體癌症疫苗療法（使用自體腫瘤・組織及樹突細胞的活性化自體淋巴球移植療法）等，除了某些療法之外，其他都需自行負擔全額費用。

接受重粒子線放射治療時，除了部分健保有給付的癌症，做完一個療程、數次照射，便需花費三百萬日圓（二〇一七年一月）。一如前述，民間的壽險和癌症保險附有尖端醫療特別契約，特別契約一個月不需要太多保費，建議大家盡可能都加上特別契約，未來會比較有保障。

當然，像這種新的治療，被認為「比過去的治療法都來得好」，而且已經有很多研究掛保證。事實上，其中有很多新治療法或新藥都非常有效，並已經出現許多痊癒的例

5 譯注：截至二〇一九年十二月五日，尖端醫療A有二十九種、尖端醫療B有五十九種。

子。如果沒什麼副作用，那就只有費用問題需要解決。相反的，如果副作用很強，就要看可以產生多大效果來決定，當然也必須一併考慮經濟上的負擔。

若想接受這樣的尖端醫療，必須先和主治醫師仔細討論。與為自己診斷出癌症的醫師討論這項治療「是否是適合治療自己的癌症」、「是否適用健保」、「是否涵蓋在民間保險的範圍內」、「能否在現在看病的醫院接受治療」，是接受理想治療的第一步。如果無法在現在就診的醫院接受尖端醫療，便可以請主治醫師寫介紹信，並諮詢第二意見，聆聽說明，直至患者本人，包含家屬在內都完全理解為止。

務必請醫師詳細說明要進行怎麼樣的治療、預後狀況如何、需要繳付多少費用，並在同意書上簽名之後，再接受治療。

目前的尖端醫療有質子射線治療、重粒子線放射治療、免疫細胞療法和自體癌症疫苗療法等，請與醫師討論評估效果後，再接受治療。

Step 44

負擔較小的內視鏡手術

如果只有黏膜表層有癌細胞，現在已經可以直接用胃鏡或大腸鏡等纖維鏡來切除。這種治療方式，可使患者的住院時間縮短，以京都府立醫大醫院來說，只需住院一週，一旦確認止血便可出院。

由於大腸的黏膜壁較薄，切除癌細胞時可能會不小心戳破腸壁，所以過去有人認為「纖維鏡手術很危險」，因此只有位在黏膜表面的息肉，才會用纖維鏡手術切除。但現在，即使針對黏膜表層的癌細胞（上皮內腫瘤），也開始使用纖維鏡手術，符合健保的給付之內。最近還開發出在消化管底注入液體，讓癌症組織浮上來，再加以切除，以及用電動手術刀灼燒的方法。日本在胃、大腸和小腸專用纖維鏡的開發、癌細胞的黏膜切除術與相關設備的研究上，可謂是領先全球，就好像是日本特有的技術。

最近，內視鏡手術也被用來切除肺臟或膽囊等各種器官的癌細胞。但是，如果癌細胞已經深入消化管組織深處，用纖維鏡便無法完全切除，必須把肚子打開，切除部分消化管。

最近相當著名的「內視鏡手術」（arthroscopic surgery），是在肚子上開幾個小洞，置入筒狀內視鏡的手術方式。就算不把肚子大大切開，還是可以切除部分消化管，只會留下一個小小的傷口。相較於傷口較大的開腹手術，對患者造成的負擔較小，也只需短短住院幾天，所以這項手術也愈來愈普及。

內視鏡手術對患者的身體負擔小、住院天數也短，是目前相當普及的一項外科手術。

Step 45 縮胃手術可預防糖尿病和肥胖

最近，「縮胃手術」開始用於高度肥胖的治療，透過把胃部縮小的手術，可以預防糖尿病或肥胖。因罹患胃癌而把患部切除之後，胃必然會變小，如此一來，可以同時解決肥胖的問題，也不再需要治療糖尿病的藥物，不只一石二鳥，很多時候甚至可以一石三鳥。

過去，大部分的人都認為「如果把胃縮小，就無法吃太多，不僅可以預防糖尿病，也不會變胖」。但最近有人提出胃的黏膜上似乎有引起糖尿病或肥胖、「如偵測器一般的東西」。當食物進入胃裡時，如果不讓這些「偵測器」發出反應，就算吃了含有許多碳水化合物或糖分的東西，也不會讓血糖值上升、造成肥胖。而且，也有人認為把胃縮小了之後，住在腸子裡的腸內細菌種類就會發生變化，可以預防生活習慣病。

雖然有人主張只要不吃特定食物，或不要讓它們吸收，就可以預防糖尿病或肥胖，但這樣的想法是錯誤的。

一旦罹患胃癌，只要把癌細胞切除、把胃縮小，不僅可以治療癌症，還能防止糖尿病和肥胖。過去，人們不知道幽門螺旋桿菌的存在，也沒有強力的制酸劑，所以是用手術來治療胃潰瘍。動過胃潰瘍或胃癌手術的人，或許就是因為這項預防生活習慣病的附帶效果，而得以長壽。

因罹患癌症必須把胃部切除而覺得痛苦的人，或許可以想成這也算是同時針對生活習慣病做了非常好的治療。如果沒有罹患癌症，說不定會因為心肌梗塞、腦梗塞或糖尿病等其他疾病而死亡。

若罹患胃癌，可以考慮做縮胃手術，不僅能治療癌症，還能防止糖尿病和肥胖。

Step 46

光動力療法

運用雷射的「光動力療法」（photodynamic therapy），是將雷射照在會對光線有反應的物質上，藉以產生活性氧來殺死癌細胞。

比方說，紫質（porphyrin）這種有機化合物會在體內合成，若照射到光線，就會產生活性氧，造成光過敏，但有人將這樣的機制運用在癌症治療上。最近，已經發現出幾種像紫質一樣，一照射到雷射就會產生活性氧的物質。

若將這種物質事先置入癌細胞中，再以雷射照射，只有被照射的部位會產生活性氧，便可以在不對正常細胞造成傷害的狀況下殺死癌細胞。這種治療方式稱為「光動力療法」。

針對極早期的肺癌，從鼻或口將纖維鏡放入支氣管，以雷射照射肺部、攻擊癌細胞的光動力療法，已經實際運用在臨床醫學上了。同樣的，初期的咽喉癌或子宮頸癌，也會使用這種治療方式。

不過，因為照射到光線會對身體造成傷害，當某些種類的藥劑還殘存在體內時，必須暫時在黑暗的房間中生活。然而像是膀胱或消化管等管腔器官可以透過纖維鏡，以局部雷射來進行治療，對患者並不會造成太大負擔。

現在，藥劑殘存在體內的時間已經慢慢縮短，也可以用來治療胃癌或食道癌。

光動力療法可以在不對正常細胞造成傷害的狀況下殺死癌細胞。

Step 47

以粒子能量來攻擊癌細胞

將放射線照射在癌細胞上，可以縮小或破壞癌細胞。現在使用於醫療上的主要是利用電磁波輻射能的X光、加馬射線（gamma ray），和以人工加速電子來進行照射的電子線。

此外，還有利用放射線粒子能量的質子放射線或重粒子射線，或是利用中子核反應能量來攻擊癌細胞。

過去所認定的癌症治療共識為X光、加馬射線、電子射線，當這些放射線愈往身體內部前進，線量就會變得愈弱，照射線量會有一定的限制。此外，X光和加馬射線在穿透身體時，也會照射到正常細胞，很可能會產生後遺症。

然而，質子射線和重粒子射線的特徵是可以進行集中照射，愈往深處，透過電離放射線，線量會跟著增加（布拉格能峰，Bragg Peak），且藉由粒子線的加速能量吸收體，可以對癌細胞進行最大能量的照射。相較於癌症治療共識中使用的X光，對正常細胞的影響較小，而且也可以照射復發的癌細胞，固體腫瘤可以藉此接受最先進的醫療。雖然是全額自費的醫療，但最近增加了健保有給付的癌症種類。

硼中子捕獲治療則是針對吸收了硼的癌細胞照射中子，利用硼與中子的核反應所形成的反跳鋰核和 α 粒子的飛行能量，是一種只針對癌細胞進行攻擊的治療法。

其原理是被細胞吸收的硼會和中子產生核反應，形成 α 射線。這種 α 射線因為粒子從出現到停止的距離（飛行距離）很短，只會對該細胞發生作用，所以這是只會在癌細胞內部進行破壞，對正常細胞影響最少的放射線療法之一。多半用來治療復發的惡性腦部腫瘤與無法動手術的復發性頭頸部腫瘤。

讓我們再針對質子線、重粒子線治療的效果，做更詳細的說明。

質子線和重粒子線治療是用來治療沒有轉移之固體腫瘤的尖端醫療。其原理是讓質子和重粒子的原子核加速，以該能量來攻擊癌細胞。相異於具高穿透性的X光和加馬射線，可以集中發出能量，破壞位於身體深處的癌細胞。這項治療多半針對無法動手術或因為手術而喪失機能的部位、難以縮小或控制轉移的腦部腫瘤、肺癌、肝癌、前列腺癌、

各種放射線療法的特徵

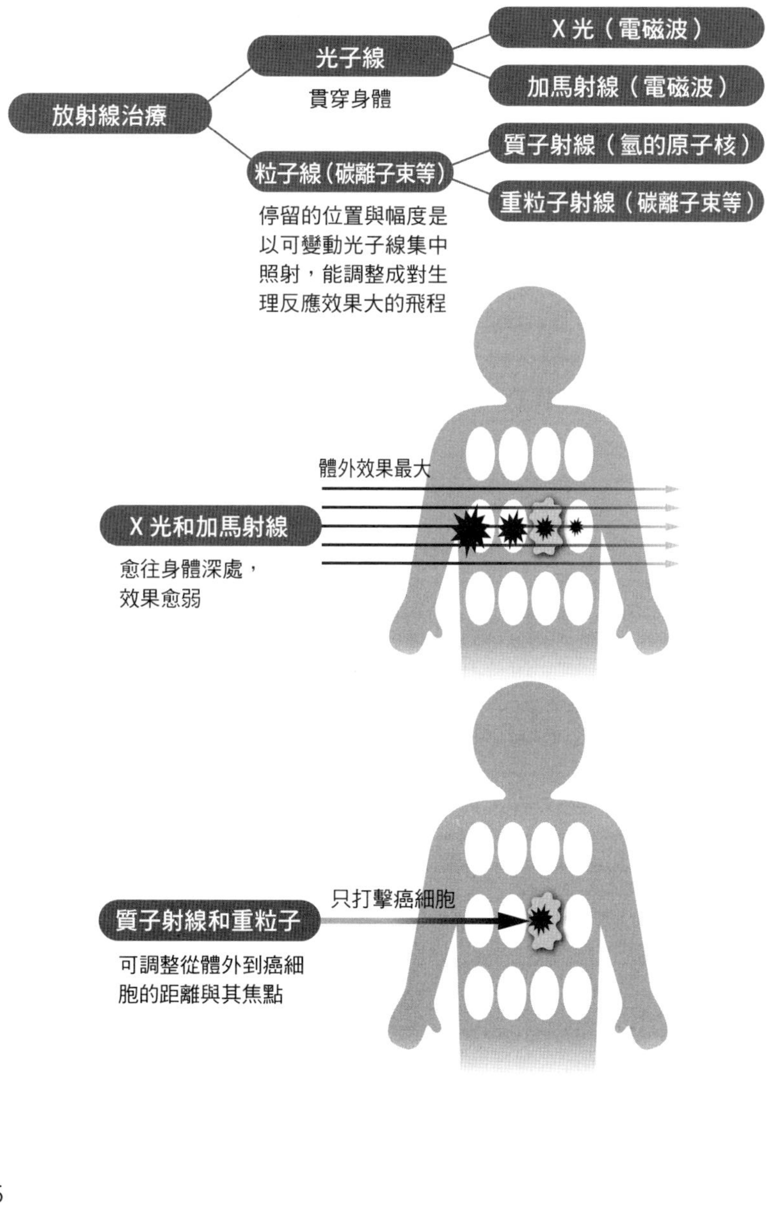
放射線治療
光子線
貫穿身體
X光（電磁波）
加馬射線（電磁波）
粒子線（碳離子束等）
停留的位置與幅度是以可變動光子線集中照射，能調整成對生理反應效果大的飛程
質子射線（氫的原子核）
重粒子射線（碳離子束等）
體外效果最大
X光和加馬射線
愈往身體深處，效果愈弱
只打擊癌細胞
質子射線和重粒子
可調整從體外到癌細胞的距離與其焦點

硼中子捕獲治療的運作機制

【治療步驟】

① 投以「癌症高聚積藥劑」。
② 癌細胞吸收藥劑中的硼。
③ 從加速器發射中子射線。
④ 中子吸收癌症高聚積藥物中的硼，產生核反應而形成α射線，從癌細胞內部進行破壞。

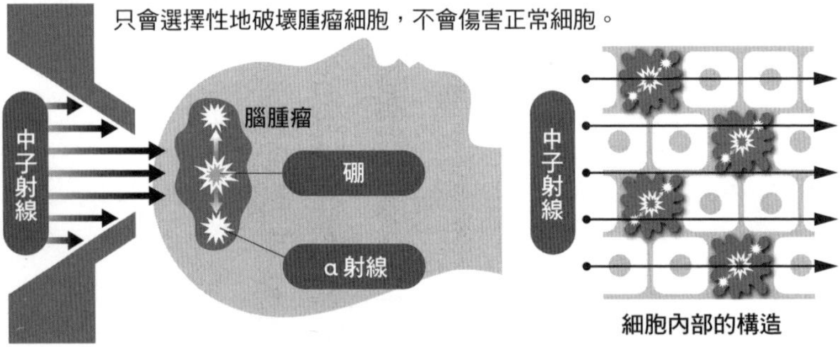

子宮癌等。

綜合過去的治療結果，其效果已受到認可，針對兒童癌症的質子線治療，以及在無法動手術的骨頭和肌肉形成的軟組織腫瘤之重粒子線治療，涵蓋在保險給付範圍之內。隨著資料的持續累積，如果可以證明對其他癌症治療也有效，保險給付的範圍就可能再擴大。

在日本電產會長兼社長永守重信先生的資助之下，京都府立醫大醫院於二〇一七年秋天成立了永守紀念尖端癌症治療中心。這座最新醫療中心引進了兩組質子線治療設備，已於二〇一八年啟用、進行治療。

接著，讓我來針對硼中子捕獲治療的運作機制及可能性進行詳細說明。

在只有癌細胞會吸收的藥劑中加入硼化合物，以點滴輸入體內，便有很多癌細胞會吸收這種硼化合物。當中子照射硼化合物後會產生核反應，分裂成 α 粒子和鋰粒子，四處飛散。粒子的飛行距離為九微米[6]，其範圍僅侷限在二十至四十微米的細胞內部。所以，分裂時所產生的能量，正好足以從內部直接破壞癌細胞。

硼中子捕獲治療原則上只需照射一次就可以，副作用少，未來可能有更廣泛的運用。這是不會影響到正常細胞的革命性治療方法，目前已經嘗試使用在過去難以治癒的惡性黑色素瘤、復發的惡性腦瘤和無法切除的頭頸部腫瘤上。

現在主要在開發、使用的硼中子捕獲治療裝置，是長數公尺、重二十噸以上的大型設備。相對的，我們的團隊已經和大阪大學一起進行研究，希望將ＢＮＣＴ裝置大幅縮小至長四十五至六十公分，重量可以少於五十公斤。目前可以將治療範圍從體表以下七公分擴大到二十五公分的深處。此外，我們也在研究如何同時實施其他治療，藉以提高

6 譯注：1微米＝千分之一公釐。

治療效果。我們已著手研究，針對分散在肝臟中的小型癌細胞，以及發現時已經開始惡化、難以進行手術的膽囊・膽管癌、胰臟癌，目標是在二〇二〇年展開臨床實驗。隨著全新硼化合物的開發，十分期待針對分散在體內小型癌細胞的治療效果。

放射線療法五花八門，請和醫師討論最佳的治療方式。

Step 48

溫熱療法

「溫熱療法」又稱為腫瘤熱療法（Hyperthermia），是根據施以攝氏四十二至四十三度的熱能後，只有癌細胞會死去，但對正常細胞不會產生影響的原理而發展出的治療方法。這設施需符合專用加熱裝置和專業醫師等標準，針對部分治療保險有給付。

構成我們身體的細胞在溫度超過四十四度後就會快速死亡。為了預防這一點，我們的身體具備調節機能，也就是當體溫上升後，血管會擴張，讓大量血液流過，藉以散熱，讓體溫下降。

另一方面，將血液送往腫瘤的血管，是癌細胞為了生存而製造出來的。癌細胞具有「血管新生」（angiogenesis）的功能，它們會為了攝取營養而增生血管。不同於正常細胞的血管，癌症新生血管的血管壁沒有肌肉，無法伸縮。因此，當體溫上升時，無法像接受神經支配的正常細胞一樣擴張血管，促進血液流動，藉以散熱，將溫度控制在四十二度以內。就算溫度上升，血管的粗細也不會改變，因此，當溫度上升的血液流入細胞，癌細胞就會死亡。最近，這種溫熱療法還出現各式各樣的功能，主要功能包括下列幾項：

- 當免疫細胞中的淋巴球攻擊癌細胞時，可幫助我們發現各種機制。
- 讓我們更容易發現癌細胞獨有的印記「癌症抗原（腫瘤標記）」，使淋巴球很容易就能找到癌細胞。
- 正常細胞會釋放攻擊癌細胞的「細胞激素」（cytokine）和「熱休克蛋白」（heat shock proteins）等物質。
- 因為癌細胞溫度上升，使周圍的正常血管擴張，血流量增加，血液中的抗癌藥便可以順利流往癌細胞。
- 因為溫熱效果，能增加癌細胞吸收抗癌藥物的分量。

基於上述理由，在實行化學療法或免疫療法的同時，若能配合溫熱療法一起使用的話，或許可以提高對癌細胞的效果。而且，光是提高溫度，很難對癌細胞造成大規模的傷害。另一方面，透過提高溫度，可以和其他攻擊癌細胞的方法產生加乘效果。換句話說，將溫熱療法與其他療法搭配、組合的治療方法，可以對癌症產生最佳的治療效果。

從幫助舊有的抗癌藥物治療、免疫療法、放射線療法的角度來說，溫熱療法的副作用極少，而且非常有效。一如先前所述，溫熱療法本來就是透過和放射療法合併使用而發展的，相較於單獨使用的放射線療法，進行溫熱療法之後再進行放射線照射，治療癌症的效果會更好。透過加熱，氧氣會大量集中，癌細胞會變得更容易死亡，而因放射線損害的癌細胞想要修復，也會因為溫度升高而受到抑制。

對於全身或局部，體表以下四至五公分之內的小型癌細胞會使用微波（microwave）；位於深處的大型癌細胞則可使用射頻（radiofrequency）來加熱。

放射線照射治療一週照射一至兩次，共計五次以上，然後在癌症的腫瘤部分以四十二度加熱四十分鐘，原則上是照射放射線後三十分鐘內進行。與溫熱療法合併進行時，會使用較多的放射線量，若單單只有使用放射線的話，使用的線量會比較少。

針對骨盆的腫瘤、子宮頸癌、膀胱癌，或是無法切除或復發的直腸癌，進行只用放

溫熱療法的機制

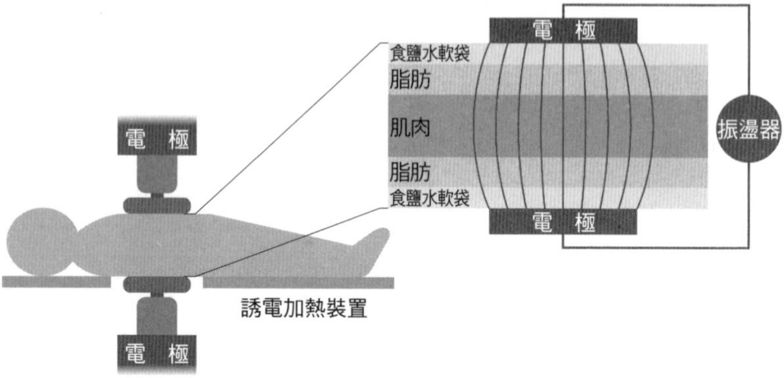

※ 將患部加溫至 42.5 度以上，只攻擊比正常細胞更不耐熱的癌細胞。透過裝了食鹽水的軟袋（bolus）來調節溫度，藉由加溫電擊尺寸的變更，可以調整深度或加溫範圍。節錄自 Japanese Society for Thermal Medicine 資料。

射線治療，以及與溫熱療法合併使用的實驗後發現，在放射線治療後三十分鐘內，對癌症腫瘤實施為期一小時、溫度四十二度的治療，如此重複五至六次，就會出現與溫熱療法併用的效果。特別是在子宮頸癌的治療上，可以提高存活率。

根據這些證據（＝科學根據），溫熱療法被認可為癌症治療共識的一環，現在，健保針對扁平上皮癌、腺癌（Adenocarcinoma）、肉瘤（sarcoma）、頸部淋巴結轉移、肺癌、惡性胸膜間皮瘤（Malignant Pleural Mesothelioma，簡稱ＭＰＭ）、肝癌、胰臟癌、結腸・直腸癌、子宮癌、骨軟部腫瘤等的治療，都有給付。

「溫熱療法」又稱為腫瘤熱療法，是根據施以四十二至四十三度的熱能後，只有癌細胞會死去，但對正常細胞不會產生影響的原理而發展出的治療方法。

Step 49

可預防復發的免疫療法

目前幾乎所有的治療都採取抗癌藥物，之前已多次提到，現在也開始重新檢視針對以縮小癌細胞為主的治療法。

如果是採取「只要癌細胞不變大就好」這個標準，就算沒辦法讓癌細胞縮小也沒關係。只要能抑制癌細胞的治療法，像是讓它們不再變大的「免疫療法」，或是免疫檢查點抑制劑等，未來在臨床應用上應該會更加普及。

因為免疫療法所使用的疫苗並不會影響抗癌藥物的效果，若能合併使用，或許還能提高治療效果。為了證明合併療法是有效的，需要在嚴格控制下持續進行治療，且必須進行大規模的合併療法，藉以獲得資料來證明其效果。很遺憾的，現在我們還沒做到那個程度。必須得透過臨床實驗，讓效果受到認可之後，免疫療法才能列入癌症治療共識中。

即使施行了所有的癌症治療共識，但癌症還是不斷惡化時，有些患者會說「如果沒有效，那就不要做治療了」；也有患者說「抗癌藥物的副作用太痛苦了，想先停止治療，之後再看看狀況」。在這樣的患者中，有不少患者會希望採取副作用較少的免疫療法。最近，免疫檢查點抑制劑開始適用於健保，未來應該可以進一步證明免疫療法的效果。現在，在各個醫療機構、設施，都在進行這種有效性的臨床研究。在得到結果之前，唯有在患者自己有意願時，可以自費接受治療。但希望大家注意的是，其中有些醫療機構進行的治療是很不可靠的，建議大家要確實了解再接受治療，不要被廣告或謠言影響。

在不久的將來，採用抗癌藥物的化學療法、手術療法、放射線療法，以及免疫療法，應該會成為癌症的四大療法。

免疫療法雖然是末期癌症的治療福音，仍在持續進行臨床實驗中，但其效果值得期待，或許未來將成為治療癌症的主要方法之一。

Step 50

免疫療法及其種類

讓我們再針對免疫療法，做更詳細的說明。免疫療法大致可分為三種：

- 增加非特異性淋巴球或免疫細胞，使其活化。
- 增加免疫細胞。
- 讓免疫細胞更容易發揮功能。

出現在癌細胞表面的物質稱為「腫瘤標記」（marker，或稱癌症抗原），免疫細胞會以這種指標為目標，把癌細胞當作體內的異物進行攻擊。如果癌細胞產生大量指標，免疫細胞就比較容易認出癌細胞。但是，癌細胞會隱藏指標，避免受到淋巴球等免疫細胞的攻擊，因此讓這些指標無法隱藏就是免疫療法的功能之一。

比方說，晚上不容易發現穿黑衣服的人，但若把黑色衣服脫掉，就會很容易看到他。同樣的，如果癌細胞以隱形衣來隱藏指標，只要把癌細胞身上的隱形衣脫掉，免疫細胞便能很容易發現它們。免疫療法具有讓癌細胞隱藏起來的指標顯現在細胞表面的功能，和剛剛介紹的溫熱療法具有相同的作用。

其方法包括，增強負責免疫功能的淋巴球，或是像疫苗一樣，將和癌細胞很像的細胞放入體內，引導免疫細胞展開攻擊。此外還有癌細胞增加時，從血液中取出淋巴球，與癌細胞一起培養，讓淋巴球記得指標，然後再放回體內的方法。進行細胞學診斷（Cytology）或手術的患者，若可以拿到自己的癌細胞組織，將其和自身的淋巴球一起培養，便可培養出非常具有攻擊性的淋巴球。把對自己的癌細胞變得很有攻擊性的淋巴球放回體內之後，就能發現轉移或隱藏起來的癌細胞，並加以攻擊。

就像這樣，透過使用各種免疫細胞的療法，可以同時做到治療與預防復發。以下，讓我們再針對免疫療法進行更具體的說明。

免疫細胞療法

從患者身上採集淋巴球或免疫細胞，在身體外使其活化，然後再放回患者體內的治療方法，稱為免疫細胞療法（adoptive immunotherapy）。現在有三種使用免疫細胞的療法。

活性化淋巴球療法（CD3-LAK療法）

從患者的靜脈抽血，分離出其中的淋巴球。將淋巴球與白血球介素（Interleukin）、抗CD3抗體一起放入、培養兩個禮拜之後，淋巴球就會活性化並開始繁殖。一個淋巴球約增加為五百個，然後再將它注射回患者體內。

TIL法（Tumor-Infiltrating Lymphocytes）

這是一種從患者的癌症病灶採集淋巴球，使其活性化，再放回體內的療法。淋巴球可以從患者的癌細胞組織、腹水、淋巴結中採集。這種TIL法和活性化淋巴球療法的最大差異在於，主要是採集極可能認識癌細胞的淋巴球。培養法雖然一樣，但藉著繁殖認識癌細胞並加以攻擊的T細胞，可以提高打擊癌細胞的效果。

樹突細胞療法

增生可以告訴原始T細胞（Naive T Cell）什麼是抗原的「樹突細胞」後，再將它放回體內。具體來說，會將從患者身上採取的血液中分離單核球（monocyte，白血球的一種），加入對樹突細胞的誘導因子後進行培養，然後將增加的樹突細胞直接注入患者的腫瘤中。樹突細胞本身不會攻擊癌細胞，但它們會告訴T細胞誰是抗原（癌症細胞的印記）。之後，T細胞會長成輔助T細胞和殺手T細胞，提高對癌細胞的攻擊力。

關於告訴樹突細胞抗原的方法，已經開發出使用以手術取出的患者組織，或WT1等胜肽片段（peptide）的強力樹突細胞疫苗療法。最近發現，當淋巴球細胞表面的免疫檢查點分子受到癌症細胞的刺激後，會降低淋巴球的活性。

相對的，透過使用免疫檢查點抑制劑，可以活化淋巴球，成為有效的免疫療法。若將這兩種樹突細胞疫苗療法和免疫檢查點抑制劑合併使用，便能大幅提升殺害癌細胞的效果。

自體癌症疫苗療法

這是從透過組織細胞檢查或手術擷取兩公克的自體癌症細胞，活化並增生只攻擊癌細胞的免疫細胞、毒殺性T淋巴球（cytotoxic T lymphocyte，簡稱CTL），再注射放回患者體內的治療法。即便是數年前取出泡福馬林中或被石蠟包起來的癌症組織，都可以製造出自體癌症疫苗。

投藥四十八小時前，要進行免疫功能的活體試驗，也就是將製作好的自體疫苗稀釋十分之一，先接種在手腕上，觀察其反應。如果接種的部位變紅，就表示免疫功能正在運作。之所以會變紅，乃是因為皮內的樹突細胞和淋巴球聚集，而引起發炎。如果出現這種現象，表示大約八到九成患者的自體疫苗就有可能產生效果。

自體疫苗兩週一次、分三次注射。第三次注射四十八小時後，會再次進行免疫功能測試，希望尚未出現的癌症抗原也能一起動員。這種自體疫苗療法可以防止手術後的復發、預防轉移，並治療復發時出現的微小腫瘤。

癌細胞具有抑制免疫細胞運作的能力。一如在Step 7中說明的，假設有一公分的腫瘤，其中大約有十億個癌細胞。相對的，只攻擊癌細胞的殺手T細胞有一千萬個，是癌細胞的一百分之一。如此一來，殺手T細胞便會因為數量太少，無法對癌細胞造成威脅。

因此，若要進行自體癌症疫苗療法，在切除腫瘤的手術之後馬上進行是最有效。不僅癌細胞的數量會減少，壓抑免疫功能的作用也會變小，而且也可以利用手術切除的癌細胞組織。

手術後一個月，體力應該就可以恢復。因為是利用自己的癌症組織，讓認識自己癌症的殺手T細胞增生，再放回身體，也是對身體負擔較小的治療方式。

目前常見的免疫療法有兩種，分別為免疫細胞療法和自體癌症疫苗療法。其中，免疫細胞療法，又有可分成三種不同種類，活性化淋巴球療法（CD3-LAK療法）、TIL法和樹突細胞療法。

Step 51

對癌症疫苗的期待

現在，正針對「癌症胜肽疫苗」等各式各樣的疫苗進行臨床研究。若要證明其效果，還需要幾年的時間；若要健保給付，則需花上更久的時間。目前還無法將這種新的治療方法與一般治療合併使用。因此，現在除了在下一個Step中所描述免疫檢查點抑制劑以外的免疫療法，都必須自費接受診療。

將來極可能開發出像流感疫苗一樣，將癌症特有物質以癌細胞以外的東西置入體內，打造出抗體，當真正的癌症形成時，這種抗體就會攻擊癌細胞的「癌症疫苗」。如果可以發現對所有癌症都有效的共同疫苗，那是最理想的，撇開罕見的癌症不談，希望至少可以開發出能治療常見癌症的疫苗。

以流感疫苗來說，就算已經接種，也不見得就完全不會得到流感。因為流感有很多類型，而且還會不斷改變。同樣的，癌症也有很多類型，由衷希望至少最多人罹患的癌症能夠有疫苗，一年接種一次，在癌細胞形成時，先為我們攻擊癌細胞，如此便可以有效預防癌症。

或許未來有一天，只要接種癌症疫苗，就可以有效預防癌症。如果可以開發出沒有副作用，也不會對癌症以外的正常細胞造成負面影響的疫苗，也就可以減少癌症患者的人數。

再者，若可以開發出能夠攻擊癌症細胞的疫苗，那就更理想了。事實上，之前已經開發出「丸山疫苗」（Specific Substance Maruyama，簡稱SSM）、「必醫你舒」（Picibanil）等疫苗。不過，因為這些疫苗缺乏只攻擊特定癌細胞的「特異性」，到現在還不是相當普及。若能發現特異性，就可以重新檢視這些疫苗，丸山疫苗等或許就能復活。

若未來能開發出沒有副作用，也不會對癌症以外的正常細胞造成負面影響的疫苗，或許就可以減少罹癌的人數。

Step 52

免疫檢查點抑制劑

我們的身體具有排除從外部進入的細菌或病毒、感染這些細菌或病毒的細胞，以及癌症細胞等「異物」，藉以維持健康的機制，這就是免疫系統，數種免疫細胞分別擔任不同的角色，共同打造出傳遞所得情報的網絡。

癌症細胞擁有「抗原」，這是正常細胞沒有的特有物質。當免疫細胞中的樹突細胞發現這種抗原之後，會告訴T細胞和B細胞等同伴，它們則會將其視為目標，開始攻擊癌細胞。

但是，癌細胞為求生存，會消除或隱藏自己的抗原，逃過免疫細胞的攻擊。此外，還會釋放出抑制位於免疫細胞表面的「免疫活性蛋白質」，以阻止免疫細胞的攻擊。針對這種癌細胞的運作所開發出來的是，不讓免疫細胞停止活動的「免疫檢查點抑制劑」。出現在免疫細胞或癌細胞表面的免疫調節蛋白質有超過十幾種，現已陸續開發出抑制它們結合的藥劑。健保有給付的主要免疫檢查點抑制劑包含，以保疾伏（OPDIVO）治療「無法根治的惡性黑色素瘤」、「無法切除的惡化或復發之非小細胞肺癌」、「無法切除根治或轉移性腎細胞癌」、「復發或不容易醫治的典型何杰金氏淋巴瘤」、「有復發或遠隔轉移的頭頸部癌症」，和以益伏（Yervoy）治療「無法切除根治的惡性黑色素瘤」。

這不是像過去的抗癌藥物是攻擊癌細胞本身，而是活化身體所具備防禦功能的免疫細胞，加強攻擊癌細胞的力量。因為是解除抑制免疫細胞的藥物，副作用是有時候會在大腸、肝臟、甲狀腺、皮膚等產生自體免疫反應，不過幾乎所有副作用都可以處理，但偶爾也會出現間質性肺炎或下垂體炎等嚴重的副作用。

免疫檢查點抑制劑是活化身體所具備防禦功能的免疫細胞，加強攻擊癌細胞力量的藥劑，但副作用是會產生自體免疫反應。

Step 53

溫熱療法與免疫療法並非萬能

然而，幾乎沒有副作用的溫熱療法和免疫療法也並非萬能。除了有一些限制外，也一定要持續進行好幾次，才會出現效果。

以溫熱療法來說，原則上是一個禮拜做一至兩次，一共做八至九次；樹突細胞療法或活性化淋巴球療法，是每兩個禮拜各做一次，最少做六次；自體癌症疫苗每隔兩週進行三次治療。

「日常體能狀態」（Performance Status）是一種以0到4來表示全身狀態的標準。PS0表示可以過著和發病前一樣的生活，沒有特別的限制；PS1則是無法進行肉體勞動，但可以步行或坐著工作；PS2雖然可以步行或處理一些生活事物，但需要照護，一天有五〇％以上的時間可以保持清醒。由於溫熱療法和免疫療法需要到醫院接受治療，最好可以從體力尚未衰退的PS1前就開始進行。

因為溫熱療法是加熱癌細胞，如果已經轉移到肺、肝臟和大腦等全身各部位，則無法適用。因癌性腹膜炎或癌性胸膜炎而有腹水或胸水囤積時，加溫並不會有好效果。

就算無法接受溫熱療法，還是可以進行免疫細胞療法或自體癌症疫苗療法。此外，根據基礎研究與部分臨床實驗，溫熱療法是可以活化免疫功能，即使對衰弱（惡液質，即指極度消瘦、完全臥床等）狀態也有效的報告。

不過，若是罹患「慢性風濕性關節炎」或「膠原病」等自體免疫疾病，有可能會因為增加免疫力而造成疾病惡化，就不能進行這種療法。但有時候，就算患有自體免疫疾病，還是可以進行免疫細胞療法，這需要由醫師針對患者的狀態來做判斷。

溫熱療法和免疫療法雖然副作用較低，但要持續進行好幾次才會出現效果，而且也不是每個人都能適用。

Step 54

低侵入性癌症治療

癌症治療的基本方法為手術、抗癌藥物、放射線療法，以及備受期待的第四種療法——免疫治療，目前正在研究如何降低這些療法對患者帶來的疼痛和痛苦。

其中，出現巨大轉變的是手術。用手術刀切開身體進行的治療稱為「侵入性治療」。透過手術雖然可以切除身體內部的癌細胞，卻會留下大型傷口，且根據手術部位的不同，有時候在手術前可以做的動作，在手術後會變得困難重重，而且大型傷口需要很長的時間才能恢復，對患者也會造成較大的負擔。因此，現在追求的是「低侵入性」這種可以降低對身體的負擔，並盡量縮小傷口的溫和治療。在 Step 44 介紹的內視鏡治療就是低侵入性治療。

此外，目前也已開發出「高周波腫瘤燒灼術」（radio-frequency ablation）與「冷凍治療」（cryoablation）。

高周波腫瘤燒灼術是以直徑一．五公釐的極細電極針，從皮膚直接刺入肝臟，然後施以高周波，以其熱度燒乾癌細胞。高周波的頻率和電動手術刀所使用的高頻率一樣。這種治療方法是肝細胞癌症的標準療法，健保有給付。

雖然這種治療方法有許多限制，但適用於「高齡」、「患有其他疾病」、「腫瘤數量較多」等無法動手術的患者。因為對身體造成的負擔較小，可以多次進行也是重要特徵之一。

此外，在肝癌或腎臟癌轉移到肺部的情況下，如果只有少數幾個小腫瘤，有時也會使用這種治療方式。相較於手術，對身體的負擔較小，可以將肺部本身的損傷或因為損傷所造成的機能衰退控制到最小。如果是由肝硬化演變的肝癌患者，五年後有八至九成的機率會復發。若轉移到肺部，很可能會有無法透過畫面診斷到的小腫瘤。不管對身體再怎麼溫和，如果不斷復發，還是會對身體造成影響。因此，為了預防復發，京都府立醫大醫院在進行這種高周波腫瘤燒灼術後，會再藉由殺手T細胞施以免疫療法，進行預防復發效果的實驗。

當癌症腫瘤被高周波破壞後，樹突細胞會拚命地吸取癌細胞並分解，從中將癌症抗原取出，露出目標。透過這樣的暗號，原始T細胞便可認識抗原，並成長為殺手T細胞或輔助T細胞，開始以癌細胞抗原為目標進行攻擊。但是，以高周波照射後，輔助T細胞壓倒性的不足，因此，要以高周波將癌細胞變少，增加原始T細胞，放入體內，一邊接受樹狀細胞的教導，了解什麼是抗原，成長為殺手T細胞和輔助T細胞，同時也得快速增加，攻擊剩下的癌細胞。

今後，若要預防癌症的復發或轉移，應該會以免疫檢查點抑制劑和免疫細胞療法的合併療法為主。因此，未來還需要更大規模的臨床實驗來判斷其效果。

低侵入性治療主要是以手術為主，目前的內視鏡治療、高周波腫瘤燒灼術和冷凍治療，皆含括在該種類之內。

Step 55 分子標靶藥物治療

目前「分子標靶藥物治療」是著眼於正常細胞與癌細胞的基因或分子層次的差異，只針對癌細胞所擁有的物質進行攻擊的藥物，發展非常迅速，是一種將抗癌藥物精準送到癌症細胞的方法。

透過分子標靶治療，抗癌藥物治療有了極大的改變。其中之一就是副作用變少。透過鎖定只有癌細胞才擁有的物質，便可以在不傷害正常細胞的狀況下，抑制癌細胞的不斷增生。

二〇〇一年，健保只給付慢性骨髓性白血病這種血液型癌症的分子標靶藥物。現在，不只是血液的癌症，也陸續開發出來以肺癌、乳癌、大腸癌、腎臟癌等實質固態瘤或難以治療的惡性黑色素瘤為治療對象的分子標靶藥物，有數十種藥物都在健保給付的範圍內。如果可以直接穿刺到不同患者的基因，想必還可以研發出效果更好的藥物。

分子標靶藥物治療，是透過鎖定只有癌細胞才擁有的物質，可以在不傷害正常細胞的狀況下，抑制癌細胞增生的方法。

Part 5

住院治療

Step 56

一切都交給醫師，只要想著「一定要康復」就好……

在同意醫師所提的治療方針與計畫後，接下來就把一切全都交給主治醫師，只要想著「我要恢復健康」、「我一定要康復」就好。

本書開頭介紹的K先生曾回憶說道：「決定好治療計畫，跟醫師說聲『麻煩您了』之後，我就不再上網搜尋了。我相信醫師，把治療的事全部交給他，自己只想著一定要康復。」

面對患者的全盤信賴，醫師也會全力以赴回應。當患者有了「一定要康復」的意志，和為了要回應患者的信賴，一定要將患者「醫治好」的力量兩者相互加乘時，便可大幅提升治療效果。

我從來不曾要求患者放棄任何東西。一般來說，不管是什麼樣疾病的患者，我都會對他說「和我一起努力吧」、「配合我的治療方法吧」、「交給我吧」、「沒問題，一定會痊癒的」、「這沒什麼大不了的」。直到現在，我都覺得這樣做是對的，這就是我的信念。

我過去的人生並不順遂，最近也遇上了讓我非常沮喪的事。但即便是在這樣的時候，我也會對自己說「這沒什麼大不了的」。

「絕對不能放棄！」或許是我這種模糊不清的京都腔，對患者來說比較不會造成壓力，事實上，這種「模糊不清」的口音，可能是京都人長期養成溫柔性格的一種表現。暫且撇開這個不談，在辛苦的抗癌過程中，一定要持續保持著正向的態度，所以把一切都交給醫師吧。

現在的醫院也有很大的轉變，像過去那種強迫患者忍耐的禁止事項應該會逐漸減少。此外，現在醫師們已經不會一味地相信權威醫師所講的話，或相信教科書中寫的全都是正確的，也不會完全按照指導手冊來治療。在現在這個時代，醫師們會陪著患者，一邊討論，一邊進行治療。

以醫師為首的癌症治療團隊，不能只在意癌症，他們必須觀察患者的身體狀況和性格，在進行治療的同時，而且還要告訴癌細胞，不要讓患者受太多苦。

即使是植物，只要溫柔地跟它們說話，便會努力綻放出大而美麗的花朵。雖然我不認為植物可以理解我的想法，但只要是生物，應該都可以感受到這股溫柔。不要把癌細胞當作敵人來對抗，只要把它們當成患者體內的東西，告訴它們「你們要好好相處喔」，我想癌細胞一定可以理解的。

在辛苦的抗癌過程中，一定要持續保持著正向的態度，把一切都交給醫師吧。另外，把癌細胞當成患者體內的一部分，並抱持著與它和平共處的平常心，也能提升治療效果。

Step 57

癌症醫療的機制

曾經有患者說，「在大學教學醫院，門診時和住院時的主治醫師不同，讓人感到相當不安」。

確實，如果是在大學教學醫院住院接受治療，大部分的門診醫師都不會直接變成患者的主治醫師，這點或許會讓患者覺得不安。

在大學教學醫院，會針對患者組成醫療團隊，進行住院治療。患者住院時，面對患者的只有一位主治醫師，但在主治醫師背後，還有門診時的醫師、麻醉科等其他科別的醫師、護理師、藥劑師、放射師等許多醫療工作人員，為了治療患者，各自擔負不同的工作。

因此，住院時，主治醫師的工作就好比「交響樂團的首席小提琴家」。在各科一定會開會討論該名患者的治療方針，選擇最佳的治療方式，絕對不是根據主治醫師一個人的意見來決定治療方向。有時候，甚至還會接受經驗豐富的資深醫師嚴格的指導。

治療計畫是經歷這樣的過程所打造出來的，請患者安心接受治療。患者只要專注於「讓身體康復」，並全力配合治療就可以了。

在大學教學醫院，會針對患者組成醫療團隊，進行住院治療。患者只要全力配合治療就可以了。

Step 58 要「繼續工作」，還是「辭掉工作」？

在這個章節，我們來聊聊住院時極為重要，而且應該也是最讓患者感到不安的問題：「是否該繼續工作？」

住院時，主治醫師會事前根據門診醫師做出的住院計畫，向患者與其家屬說明手術的進行方式。一提到動手術，患者最在意的應該是住院期間。如果在住院前詢問主治醫師，對方大致會說明住院天數是幾週，還是幾個月。因為癌症治療的預後大概可以估計，若詢問主治醫師，就可以對出院後的生活做出規畫。決定住院計畫後，就可以分別針對幾週或幾個月的住院期間，處理工作相關事宜，然後再開始安排住院。

住院前，首先要向醫師索取寫了預估住院期間與回到職場時間的「診斷書」。雖然需要付費，但只要在診療的時候向主治醫師提出，對方通常會馬上幫忙準備。如果可以拿著醫師的診斷書和公司的主管討論，有關疾病的說明、休養時的準備和手續，以及工作的交接，應該也會進行得比較順暢。最好的狀況是，在住院前將正確訊息傳達給公司或同事，請他們協助。有些公司也會請企業的特約醫師來提供諮詢。

手術的技術日新月異，只要沒有突發狀況，幾乎都不會像以前那樣，因為手術成果而影響住院時間的長短。因為住院天數幾乎都可以準確估計，住院前和出院後的工作應該很容易規畫。

除了罹患癌症時需要和公司溝通。不管是什麼樣的疾病，只要需要住院，都必須和公司討論。因為在某段時間內，無法和健康時一樣繼續工作，當然需要先告訴公司和同事。如果是一家正常營運的公司，應該會調整工作分配，讓患者能方便工作，同時也會考慮到工作的分量和內容。如今已是兩人中便有一人罹患癌症的時代，如果因為得了癌症便拒絕讓對方繼續工作，那就沒有人可以工作了。

當我說到這一點時，曾經有人問我：「如果我告訴公司自己得了癌症，會不會比較難晉升，或是沒有機會參與重要工作？」或許有這個可能，但我建議大家把它想成是公司為了體貼員工，盡量不要讓生病的員工有「太大的負擔」。不只是癌症，讓身體不好的人持續負責重大工作，在現實上會遇到很多困難。若能不做負面解讀，盡量從正面的角度來看，把它當作是「公司配合自己的身體狀況，想辦法讓我可以繼續工作」，在心裡上會比較舒服。

下定決心跟主管坦白之後，有些患者表示「主管為了減輕我的負擔，很體貼地調整工作內容」。若很難直接跟主管開口，也可以問問聊得來的同事，看對方是否有什麼好方法。千萬不要獨自煩惱，可以借助身邊人的力量。一定有同事想提供援助，卻因不知該如何著手，而遲遲沒有行動。如果患者可以主動找人商量，應該可以從主管和同事身上得到各式各樣的配合和協助。

不知是否是日本人特有的想法，癌症總給人一種「不治之症」的印象，一旦被宣告「罹癌」，有許多患者都會情緒低落或開始出現負面思考。幸好最近被告知罹癌之後還能平靜面對的患者愈來愈多了。在能力可及的範圍內，沒有絲毫勉強地一邊工作，一邊治療癌症的患者也增加了。

住院期間，很重要的一點是借助身邊人的幫助，在可能的範圍裡做自己的工作。

在現今的時代，只要一台電腦或一支智慧型手機就可以工作。現在有愈來愈多職場都可以接受在家工作或行動工作室這種不用每天固定前往公司的工作方式。只要和公司保持聯絡，即使是住院期間，還是可以和醫師討論，在不勉強身體的狀況下繼續工作。

京都府立醫大醫院設有二十四小時開放的圖書館，可以閱覽或借閱書籍，除了住院的患者或其家人，門診病患及其家人也可以使用。此外，白天也能使用設置在圖書館的電腦，但有時間限制。現在有愈來愈多患者都趁著治療的空檔，透過智慧型手機和電腦與公司聯繫，持續進行自己的工作。

如果復原狀況良好，主治醫師應該會建議「盡量讓生活維持和平常一樣的步調」。在大型醫院，不僅可以攜帶個人電腦，有些地方還可以使用無線網路。透過這樣的方式，便可營造出讓患者即使在住院期間，也可以在沒有壓力的狀況下完成工作的環境。

話雖如此，有時還是會因為各種不同的原因而不得不辭職。大型醫院通常設有「醫務社工」，在不得不離開工作崗位時，只要請護理師代為申請，便可針對包含工作在內的所有生活事宜進行諮詢。Hello Work[7]每週會到京都府立醫大醫院出差一次，針對病患在出院或痊癒後如何重新回到職場提供諮詢。現在，在工作的同時一邊接受癌症治療的情況，已經非常普遍，無需有太多顧慮。

除此之外，「公益財團法人日本抗癌協會」（http://www.jcancer.jp/）也有提供免費諮詢。這個單位推廣在治療癌症的同時仍繼續工作的活動，也經營癌症生存者俱樂部，並舉辦粉紅絲帶節、生活接力等各式各樣的活動，其中也包含由護理師和社工所提供的免費癌症諮詢志工服務。此外，還有由醫師與社會保險勞務士[8]提供的免費電話諮詢，也可和醫師進行面對面諮詢。若能事先知道有這些諮詢窗口，在發生困難時，便可尋求幫助。

只要和公司保持聯絡，即使是住院期間，還是可以和醫師討論，在不勉強身體的狀況下繼續工作。

7 譯注：在日本負責工作仲介、求職服務、失業給付等的行政機關。
8 譯注：日本法律專業人士，可代為製作勞動相關法令或社會保障法令等相關書面資料，或是提供公司經營之勞務管理與社會保險相關諮詢。

Step 59

住院生活變「輕鬆」了

決定住院之後，在正式入住前，負責的護理師會說明住院時該攜帶的物品和注意事項，應該也會列出需要準備的東西和必需品，在住院前交給患者。根據清單上內容，若住院時間很長，可能會是一種負擔。

最近，有很多醫院內都設有便利商店，有時也會提供宅配服務，住院或出院時可多加利用。京都府立醫大醫院也和郵局與便利商店合作，提供「輕鬆住出院」服務，幫患者宅配住院、出院時的行李，患者可以什麼都不帶，兩手空空地住院或出院。

最近，為了讓獨居患者在住院時更加方便，便利商店或一般商店都準備了種類豐富的商品。幾乎所有醫院內的商店都會販售住院期間基本的必備用品，建議大家可以多利用這些服務。拿到住院必備物品的清單時，不妨先到一般商店或便利商店，確認有哪些東西可以在那裡購買，將要拿到醫院的東西減到最少，或者也可以購買成套的住院必需品，有些醫院也提供睡衣或毛巾的租賃服務。總之，住院時，若能減少心理及身體的負擔，不管是對患者或其家人來說，都是最理想的。

進行住院計畫說明時，也會說明內衣褲的洗滌方式，以及洗衣店提供的服務和所需費用，建議家屬和患者一請聆聽。

還有一件患者應該會在意的事，那就是費用問題。不過有一些方法是可以在住院前先減輕金錢負擔的。雖然手術或抗癌藥物治療等健保都有給付，但有些還是必須付出高額醫療費時，只要事先申請，便可以在住院前拿到「健康保險限度額適用認定證」（根據二〇一七年七月資料）。也就是說，根據年收入和年齡的不同，在結帳窗口所支付的金額上限也會有所差別，如果有事先申請認定證，就無須支付超過所需金額的醫療費。即使已經付給醫院，若拿著醫院開的收據來申請，便可退回溢付的部分。

不過，健保以外的費用、住院期間的伙食費或差額病床[9]費用、尿布等消耗品、健保給付範圍之外的尖端醫療治療費，就必須得按照實際金額支付。

9譯注：以健保身分入住，還須自付差額的病床。

健康保險的規定有時會更改，在接受治療前，可以先向醫院的相關窗口、就職公司的負責投保人員或各地方行政單位的健康保險窗口洽詢，事先確認好才能夠安心。

最近，有很多醫院都設有便利商店，有時也會提供宅配服務，住院或出院時可多加利用。患者便兩能手空空地輕鬆住院或出院。費用的部分，可以事先向醫院等洽詢健保有給付的部分，便可以不必負擔多餘的費用。

Step 60

手術後要馬上恢復日常的生活

有時會因為手術部位或癌症種類而有些許差異，但大部分的時候，醫護人員會希望患者在手術隔天就下床走路，並盡可能提早出院。

關於這一點，有幾個醫學上的理由。其中之一是，若能在手術之後盡量活動身體，器官比較不容易沾黏。第二，若是高齡患者，如果住院時間太長、臥床時間太久，便容易因為刺激太少而罹患失智症，而且可能因為身體肌肉大量流失而造成步行困難。此外，還會發生靜脈血栓，也就是經濟艙症候群，或是提高肺栓塞的危險。

為了減少這些併發症，手術後醫護人員會盡早讓患者活動身體，盡可能及早出院、恢復日常生活。當然，除了這些理由之外，在住慣了的家裡休養，心情應該會比較好，吃起飯來也會更加美味。透過這些方法恢復體力、維持體力比什麼都重要。因此，不要因為「接受治療」而放棄自己喜歡的興趣或運動，最好可以一邊觀察身體狀況，一邊維持興趣或運動。不要「直接放棄」，而是要思考「如何才能維持正常的生活」。如果患者可以抱持著這樣的想法，回到原有的日常生活，周圍的人也會比較容易提供援助。

「馬上回到工作崗位」、「登山」、「打高爾夫」……出院後，患者想做的事各有不同。就算無法出門，有很多住院患者每天早上都會在門診病患來看診前，在醫院的走廊或樓梯運動，希望能早點恢復體力。在我任職的醫院，如果可以外出，我通常會建議患者「到鴨川岸邊散步」。

面對癌症和治療的想法，除了社會整體，也反映出醫院和醫師的想法、醫院所在地區的文化，以及醫院工作人員在認知上的差異。若要與癌症和平共存，一定要抱持著和癌症開心共處的想法。即使罹患癌症，還是有人很健康的活到一百二十歲，我對癌症治療的態度是，即使罹患癌症，也應該健康地活到一百二十歲，最後再因癌症惡化病逝。

為了達到這個目的，最重要一點是，患者自己不要忍受痛苦、疼痛或不安。

手術後要以盡早出院為首要目標，除了器官比較不容易沾黏外，也能降低罹患失智症、靜脈血栓或是肺栓塞等併發症出現的機率。

Step 61

積極接受緩和醫療

在癌症治療中，除了癌症本身的治療之外，藉以消除、減輕患者的「疼痛」和「痛苦」的「緩和治療」也非常重要。當被告知罹癌時，就已被視為緩和醫療的對象，癌症專門醫院一定會成立「緩和醫療團隊」，開始展開活動。癌症的疼痛由各種不同的原因造成，在緩和醫療中，大致將患者的「疼痛」分成三類：

- 癌症本身造成的疼痛。
- 癌症治療造成的疼痛。
- 其他原因造成的疼痛。

具體來說，包括「轉移到骨頭時的疼痛」、「侵入神經時的疼痛」、「白血球等要

不需忍受疼痛的癌症治療

三大目標

目標一　睡覺時不會感到疼痛。

目標二　安靜下來便感覺不到疼痛。

目標三　即便活動身體，也不會感覺到疼痛。

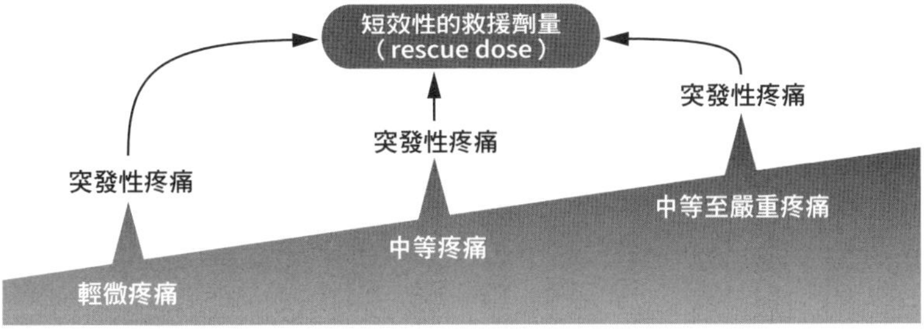

持續疼痛→定期服用長效型的鴉片類止痛劑。

這與癌症的病程進展無關，只要感覺疼痛，就可立即接受治療。

※ 改寫自 WHO（世界衛生組織）1996 年的報告。

擊退癌細胞時產生的物質所造成的疼痛」等。當癌細胞擴散至神經細胞時，有時會造成劇烈疼痛，在那種狀況下，會使用醫療用麻藥來處理。當神經受到傷害或被壓迫時，會引起發炎，並產生致痛物質。

緩和醫療就是為了舒緩這樣的疼痛而出現。最具代表性的舒緩疼痛方法有以下三種：

藥物療法：利用止痛藥來緩和疼痛。因為可以處理各種原因所造成的疼痛，是舒緩疼痛的主要治療方式。

神經阻斷術：透過在局部注射

麻醉藥或利用高頻熱凝療法（Radiofrequency Thermocoagulation）等方法，讓神經麻痺，藉以紓緩疼痛。

放射線療法、手術：以舒緩疼痛為目的，針對癌細胞出現骨轉移時所造成的疼痛，進行放射線療法，或以手術除去對周圍組織的壓迫。

最近，除了藥物之外，醫師也考慮使用雷射來積極消除疼痛，而在疼痛之外，還會出現因治療所造成的痛苦，比方說因抗癌藥物副作用所造成的嘔吐或食慾不振、麻痺，以及皮膚放射線治療所引起的疲倦等。此外，精神上的痛苦也會造成失眠，減緩復原速度。不只是癌症所帶來的疼痛和痛苦，患者的心中可能還會感受到不安、焦躁，對治療費、生活和工作的擔憂，以及對死亡的恐懼。

顧名思義，緩和治療的目的就是要舒緩與癌症治療有關的各種痛苦。從治療初期開始，所有專家就會協助，減輕患者的疼痛和不安，如此也能提高癌症的治療效果。

在癌症治療中，除了癌症本身的治療之外，藉以消除、減輕患者的疼痛和痛苦的「緩和醫療」也非常重要。

Step 62

「相互支持」可提高治療效果

現今獨居的人愈來愈多，從醫院回到自己家裡時，有時會無法以和治療前相同的狀態來生活。

如果遇到這種狀況，出院前可以先向醫院的相關窗口諮詢。他們會針對患者可以接受的社會服務等生活事項提供建議。即使無法自行前往，也可以請護理師幫忙聯繫負責人員。根據患者的狀況，接受的服務也不一樣。不只是獨居者，當家人難以提供協助時，應該也可以提供居家緩和醫療的諮詢。如果有可以接受的社會服務，務必積極利用。

請患者一定要將煩惱的事告訴身邊的人，減少不安和擔憂，慢慢往復原的方向前進，說不定意外地就能輕鬆解決問題。當然，過程中不可或缺的是家人和親戚的支持。

之前，有個人的弟媳得了乳癌，他陪著弟弟夫妻到醫院找我。弟弟目前獨自在外地就職，和太太分居兩地。太太獨自接受抗癌藥物和手術等治療，非常辛苦，而且在分隔兩地的狀況下，弟弟不知道太太平常的生活，與接受抗癌藥物和手術等治療的情形，雙方都感到不安和憂慮。因此，我建議夫妻兩人最好可以住在一起，並介紹了一位在先生的任職地附近，醫術良好的醫師。後來太太搬去和先生同住，開始接受治療。為了讓弟弟夫妻可以在舉目無親，也無朋友的任職地安心接受治療，哥哥甚至還特地去弟弟那裡幫忙他們。

一如上述，若想提高治療效果，身邊人的支持是非常重要的。不只是家人或親戚，患者間彼此互相鼓勵也有很好的效果。現在，愈來愈多醫院設有患者專用的沙龍，在那裡患者們可以交換彼此的經驗、互相打氣，可說是一種心靈上的療癒。

我曾向那位隨先生搬到任職地的太太，介紹一位已經戰勝乳癌、恢復健康，目前正積極參加各種活動的朋友。朋友與那位陷入苦惱的太太分享自己的親身經驗：「因抗癌藥物而掉落的頭髮都長回來了」。聽了這些話，那位太太的不安已經減輕，同時也對即將前往的地方抱持著希望。

過去，在日本的癌症治療中，有很多是家人知道患者得了癌症，但患者本人卻不知道的情況，像是在完全不知道自己罹癌的狀況下接受癌症治療，或者雖然「懷疑自己得了癌症」卻佯裝不知，讓家人以為有成功瞞住病患等。

現在，除了部分例外，在開始治療之前，醫師會對患者提出治療計畫。當患者知道自己得了癌症，才可以一邊與其他患者或家人互相鼓勵，一邊接受治療。這麼一來，不只可以減輕患者或家人的痛苦和不安，還能有效提高治療效果。

家人和親戚的支持，以及患者間彼此互相鼓勵，除了在心靈上可獲得療癒，更能提高治療效果。

Step 63

守護照顧者的健康

除了患者的治療和照顧，患者家屬生理和心理層面的照護也不容忽視。之所以需要生理照護，乃是因為照顧病人而產生的身體上的疲憊。一旦妻子或丈夫、孩子等最重要的家人罹患癌症，當然會竭盡心力地照顧。我十分理解家屬想要「隨時盡心盡力照顧患者」的心情，但也不要忘記，如果自己也病倒了，就無法好好照顧病人了。該休息的時候就要好好休息，該輕鬆的時候就要好好放鬆。

夫妻感情愈好，就愈容易說出「我怎樣都沒關係，但一定要救我的丈夫」這種奮不顧身的話語，然後透支體力去照顧伴侶，最後連自己也病倒了。當孩子生病時，父母也會陷入這種狀況。

萬一自己病倒了，就無法照顧患者，可說是賠了夫人又折兵，因此，非常重要的一點是為了維持健康，一定要有充分的睡眠和休息，同時也要攝取適當飲食。相較於連續一個禮拜通宵照顧病人，因為累垮而昏睡一整個禮拜，若能每天都有充分的休息，便可帶著飽滿的精神照顧病人兩個禮拜，不管是照顧者或被照顧者，雙方的壓力都比較小。

除了身體之外，也別忘了精神層面的照護。一旦家人或身邊的人罹患癌症，不管是患者本人還是身邊的人，都會受到很大的打擊。但是，就算和患者一起抱頭痛哭，癌症也不會因此痊癒。唯有身為照顧者的家人保持健康、振作精神，患者的治療才會順利。

當患者感到沮喪時，家人要為患者打氣；當家人哭泣時，患者則要給家人鼓勵，面臨長期治療時，就需要這樣互相體貼對方的心情。

讓我舉一個夫妻兩人互相鼓勵，同時接受抗癌藥物治療的例子。

最初，太太先發現罹癌，住進京都府立醫大醫院。但在太太住院期間，先生也發現自己得了癌症，並馬上住院。夫妻兩人在同一家醫院的不同樓層接受治療。

但是，先生並沒有告訴太太自己也得了癌症。為了探望太太，他在病房內將睡衣換成外出服，假扮成從家裡來到醫院的模樣。那位先生不讓我將這件事告訴他的太太。等太太和先生都痊癒之後，先生才開玩笑般地向太太坦承。在那之後，這對夫妻互相照顧、彼此鼓勵，並持續使用抗癌藥物治療，現在夫妻兩人都非常健康。

照顧者一定要有充分的睡眠和休息，也要攝取適當飲食。唯有身為照顧者的家人保持健康、振作精神，患者的治療才會順利。這對不管是照顧者或被照顧者，雙方的壓力都比較小。

Step 64

不需要送醫師大禮

現在依然不時會出現的困擾之一就是，患者在住院、出院或動手術時會「送禮」。長久以來一直流傳著患者或其家屬向醫師或護理師致贈貴重物品，藉以作為謝禮的錯誤習慣。因此，很多醫院都特地在院內或住院須知中告知不收貴重禮物這條規定，所以這種狀況比以前少了一些，但還是有許多人認為「有送總比沒送好吧」、「有送禮的話，手術應該會比較順利吧」。

從結論來說，這種想法完全是一種錯誤的觀念。

當醫師從走進手術室、拿起手術刀的那一刻開始，就只是為了「讓手術成功」、「將癌細胞全部切除」而動手術。一旦開始進行手術，腦子裡完全不會想到「因為收了病患昂貴的禮物」、「因為患者的社會地位很高」這些雜念，而只會一心一意想著要「救治眼前的患者」，這是醫師的本能。就連畫家也一樣，他們作畫時不會想著要畫一幅「可以賣一百萬的畫」，只會全心全意地想著要畫出一幅「好作品」。其實不管病患有沒有致贈禮物給醫師，結果都是一樣，所以完全不需要特別送大禮。

若真想對主治醫師致謝，只要以言語來表達就夠了。不管是對醫師還是護理師來說，得到患者在出院後恢復健康的消息，才是最讓人開心的。

如果真的想要表達具體的感謝，建議可以捐款給醫學院或醫院，而非針對醫師個人。我想不管是哪家大學或大學教學醫院都很樂意接受捐款。二〇一七年，永守紀念尖端癌症治療中心在京都府立醫大醫院院區落成，中心裡設置了日本電產的永守重信會長捐贈給京都府的質子射線與其他放射線治療機器的設施。這舉動不只讓京都的居民，所有來到京都府立醫大醫院的患者，都可以接受世界頂尖的癌症治療，許多人因此受惠。

除此之外，大家也可以提供獎學金給醫學院的學生，或是捐款給大學購買新的圖書，這對培養醫學院的學生來說，非常有幫助。以上是曾擔任過校長的我最建議捐贈方式。

若真心想對主治醫師致謝，可用言語來表達感謝之情，或是捐款給醫學院或醫院，這才是最佳的感謝方式。

Step 65

「沒有食慾」除了生理的影響之外，可能也跟心理有關……

住院期間的飲食當然不能只是填飽肚子。因為手術和治療而受到損傷的身體需要補給營養，而且這些營養素也是恢復、維持體力不可或缺的要素之一。

但住院時，有些患者會說「因為沒有食慾」，所以沒有把醫院提供的餐點吃完。事實上，很少人會因為癌症本身而食物不振。若是嚴重胃癌，或是因為罹患食道癌所以食道變得狹小，才有可能會缺乏食慾；若是大腸癌，也會因為癌細胞的增加讓大腸變窄，無法將食物往下送，形成宛如腸阻塞一般的狀態，所以才會沒有食慾。

進入癌細胞擴散的末期時，癌細胞會分泌出各種物質，這種症狀名為惡病質（cachexia），有可能會造成缺乏食慾的情形。但是，這種食慾不振是在癌症惡化之後才可能出現，在癌症早期階段出現的食慾不振，幾乎都是抗癌藥物或藥劑的副作用所引起的。

如果是因為抗癌藥物的副作用而引發的食慾不振，有可能是因為抗癌藥物對大腦的食慾相關神經造成影響。雖然服用藥物可以降低這種副作用，但由於抗癌藥物本身的作用力太強，要消除食慾不振這個副作用非常困難。

另一個原因則是精神性的因素。即使是健康的人，在有心事或情緒低落時，會出現食慾不振的情形，癌症患者更是容易因為病情或對未來的不安而感到沮喪，沒有食慾。食慾不振大部分是由精神面的因素造成，而非癌症本身。

這個時候，建議患者可以和家人或朋友聊聊天，或是聽聽電視或收音機中的漫才[10]或相聲，讓自己笑一笑。重點是要將讓自己感到不安的因素一一消除，嘗試各種可以讓自己變得正向、積極的方式，重新找回食慾。

當患者「沒有食慾」可以先釐清原因，有可能是生理上的不適、或因抗癌藥物引起的副作用，或者是心理上對病情的不安及沮喪。找到原因之後，再試著協助病患進食，以恢復體力。

10譯注：日本的一種喜劇表演形式，多為兩人一組，表演者透過彼此的互動來講笑話，取悅聽眾。

Step 66

透過飲食來提高免疫力

飲食還有一個很重要的功能，那就是「提高免疫力」。想提高免疫力，就必須攝取可以增加腸內好菌的膳食纖維和乳酸菌。基本上，可以透過飲食來攝取這些物質。

海苔或昆布等海菜類或豆類、蔬菜類等，含有膳食纖維，發酵食品則含有大量乳酸菌，優格是含有乳酸菌食品的代表，其他的發酵食品，例如味噌和米糠漬，也含有乳酸菌。在京都的代表性醃漬食品——酸莖漬中，也發現了現在相當受到矚目的植物性乳酸菌．短乳酸桿菌（Labre）。

進行抗癌藥物治療或放射線治療時，若能積極攝取膳食纖維和優格等發酵食品，像是吃些優格之類的，對治療相當有幫助。

因治療而缺乏食慾、體力衰退時，很容易就會染上病毒或細菌造成的傳染病。若因併發症而讓身體變得更加衰弱，有可能會加速癌細胞的增生。因此想增強體力，務必要

富含膳食纖維的食物

食品種類	食品名稱	每 100g 的膳食纖維含量（單位：g）
藻類	細切昆布	39.1
	烤海苔	36.0
	薄削昆布	28.2
	鹽昆布	13.1
豆類	炒大豆	19.4
	黃豆粉	18.1
	鹽豆（豌豆）	17.9
	四季豆（水煮）	13.3
	紅豆（水煮）	11.8
	豆腐渣（生）	11.5
果實類	藍莓（乾）	17.6
	棗子（乾）	12.5
	杏桃（乾）	9.8
堅果類	杏仁（炒）	11.0
	開心果（炒）	9.2
	落花生（炒）	7.2
菇類	乾香菇（水煮）	7.5
	杏鮑菇（烤）	5.4
	木耳（水煮）	5.2
薯類・蔬菜類	豌豆仁（水煮）	8.6
	毛豆（冷凍）	7.3
	牛蒡（水煮）	6.1
	甘薯（蒸熟、切片後曬乾）	5.9
	秋葵（水煮）	5.2
	西洋南瓜（冷凍）	4.1

※ 根據日本食品標準成分表 2015 年版（七訂）製作而成。

從飲食著手。

發現罹癌時，最好可以由醫師針對飲食提供建議，但事實上，在短暫的診療時間，並沒有足夠的時間可以做這些事情。因此理想上，最好可以讓營養師加入治療團隊，進行營養指導。就像糖尿病患者會由營養師來進行營養指導，營養師最好也可以詢問癌症患者「平常都吃些什麼」，然後訂立有益治療癌症或可預防癌症復發的飲食計畫。

目前，光是為了針對抗癌藥物治療進行營養補給，或處理營養不均的問題就忙不過來，沒有餘力積極預防癌症的復發。這一點應該是未來要努力的方向。

飲食中的增加腸內好菌的膳食纖維和乳酸菌，可提高免疫力。
若能請營養師來訂立飲食計畫也不錯。

Step 67

跟腸內細菌當好朋友

負責免疫功能的細胞有六成都存在於小腸。之所以有這麼多免疫細胞都存在於小腸，乃是因為從口中侵入人體的異物最多，為了擊退這些異物，免疫細胞都集中在小腸。若能善加運用這些免疫細胞，就可以提高免疫力。

「腸內細菌」對集中於腸管的淋巴球等免疫細胞的活化，扮演著非常重要的角色。若有用的腸內細菌減少，免疫功能就會衰退。

有些腸內細菌可以提高免疫力或有效預防生活習慣病，這樣的腸內細菌稱為「好菌」。這種好菌主要來自出生時的母體，可以保護我們免受各種疾病的侵襲。

最近，發現了好幾種可以降低人類罹癌機率的好菌。未來增加這樣的腸內細菌對癌症的預防應該會很有幫助。

若想培養出這種有用的腸內細菌，就需要提供腸內細菌「飼料」，而最適合的飼料就是膳食纖維。

根據過去在醫療現場的經驗，我們知道攝取膳食纖維之後，腸道中可提高免疫活性的細菌數就會增加。但是，當時並不知道怎麼樣的細菌可以提高免疫活性。

為了知道是什麼樣的細菌，過去一直使用增加細菌的培養方式。但是，能培養出的腸內細菌只占很小的一部分，大部分的腸內細菌都無法人工培養。因此，我們無法詳細知道腸內細菌的種類。體內的腸內細菌大約有一百種，數量據說有一千兆個，所以要從中找出可以有效提高免疫活性的細菌非常困難。

但是，最近已經開發出可以鎖定腸內細菌基因的方法。透過這個方法，人類終於發現能夠提高免疫能力的好菌。

同樣也是透過這個方法，我們可以鎖定引起肥胖的後壁菌門（Firmicutes，又稱肥胖菌），以及相反的，可以減少內臟脂肪的多形擬桿菌（Bacteroides，又稱瘦身菌）。

要如何增加這種有用的好菌，是未來的重要課題。現在，患者可以做的就是大量攝取可作為腸內細菌飼料的膳食纖維。排便順暢就代表腸內好菌達到平衡。因此，容易便祕的人要多加注意。

「腸內細菌」對集中於腸管的淋巴球等免疫細胞的活化，扮演著非常重要的角色。若腸內益菌減少，免疫功能就會衰退。想提高免疫力，就要養好「腸內細菌」，大量攝取膳食纖維、保持每天排便順暢，就是最好的方法。

Part 6

不要被癌症擊倒

Step 68

絕對不要放棄

大家總是說，大部分的患者都想「完成自己的人生目標」。根據我超過四十年的臨床經驗來看，的確是如此。比方說，想看到孫子或女兒、兒子「畢業的樣子」，或是「在看到孩子們結婚之前，絕對不能死」等，每個人在一生中總是有很多目標。

在看過這麼多位患者之後，我認為這些患者的願望，大部分，不，應該可以說幾乎「都能實現」。

人一旦放棄，生命就無法持續下去。雖然無法像「在火災現場腎上腺素大爆發」一樣立即看見效果，但如果能有毅力地堅持到最後，身體也會有所回應。

若從西方醫學的角度來說，或許可以解釋成，人類的意識和幹勁會釋放出各種有用物質，可提高免疫能力，並改善血液循環。簡單來說，就是以前常說的「百病生於氣」、「氣始於病」。當然，並非所有情況都可以這樣解釋，但我認為這兩句話都說得沒錯。

心情低落時，癌細胞也會變大，愈是覺得自己的病情很嚴重，疼痛和痛苦也會跟著加劇。

感覺疼痛時就消除疼痛，同時也要盡量讓自己的心情變得開朗。千萬不要把自己的身體的狀態或症狀想得太嚴重。

而且，一定要堅持到最後，而幫助大家做到這一點，便是我們醫師的職責。

心情低落時，癌細胞也會變大，愈是覺得自己的病情很嚴重，疼痛和痛苦也會跟著加劇，因此盡量讓自己的心情變得更開朗。最重要的是不要輕言放棄！

Step 69

就算只是「輕微疼痛」也不要忍耐

曾經有位患者的家屬對我提出以下這個問題。

「我們已經開始用嗎啡來抑制癌症的疼痛，但感覺患者的意識總是模糊不清，難以進行日常對話。是否有什麼治療方法，可以在盡量不失去意識的狀態下抑制疼痛呢？」

緩和、疼痛醫療的目的就是為了因應患者的需要，並盡量在患者不失去意識的狀態下抑制疼痛。因此，千萬不要等痛到無法忍耐時，才來接受緩和、疼痛醫療，在感到輕微疼痛出現時，就可以接受治療。

最近，我們發現若對同一部位的疼痛置之不理，疼痛就會變得愈來愈嚴重，甚至連遠端的部位都會開始出現疼痛。為了預防這種疼痛蔓延，早期的照護就非常重要。

每個人對疼痛和痛苦都感受都不一樣，只有患者本人最清楚。患者不用忍耐疼痛或痛苦，可以老實告訴醫師或護理師等醫護人員。

緩和醫療的團隊成員

緩和治療醫師
負責舒緩身體的疼痛和痛苦。

藥劑師
針對患者與其家屬進行藥物說明。提供醫師與護理師進行用藥建議。

專職護理師
負責患者與其家屬的照護，連結緩和醫療成員的關鍵人物。

臨床心理師
針對精神上的痛苦提供舒緩援助。

精神科醫師
負責舒緩精神上的痛苦。

營養師
進行飲食計畫提案與營養上的建議。

牙科醫師
針對口腔內的治療和口腔保健提供建議。

減緩身體與精神上的痛苦

宗教工作者
若患者有需求，也會請他們加入團隊。

醫療社工
針對工作、經濟問題，以及轉院、出院後的社會生活提供支援。

復健師
針對自立活動與順利維持日常生活提供支援。

一如前述，緩和、疼痛醫療是由醫師、護理師、藥劑師、營養師、社工等各種不同職業的成員組成的團隊醫療。面對患者無法順利吞下食物、身體發出異味，或是咀嚼力衰退等飲食相關煩惱，團隊成員會同心協力，給患者最大的支援，以求解決問題。

如果從被診斷出癌症的初期就開始進行緩和、疼痛醫療，團隊成員就可以了解患者的狀態和變化。這麼一來，在出現「疼痛突然變得劇烈」、

舒緩疼痛的五個原則與止痛三階段

舒緩癌症疼痛的五個原則
1. 盡量使用簡單的方法
2. 從藥效較弱的止痛藥開始，採階段性投藥
3. 在固定的時間使用，持續抑制疼痛
4. 持續追蹤可以讓疼痛消失的分量
5. 不要忽視因藥物造成的身體變化或副作用

第一階段 輕度疼痛
- 非麻醉性止痛劑
- 止痛輔助藥物

第二階段 輕度～中度的疼痛
- 輕度麻醉性止痛劑
- 非麻醉性止痛劑
- 止痛輔助藥物

第三階段 中等～重度疼痛
- 強效麻醉性止痛劑
- 非麻醉性止痛劑
- 止痛輔助藥物

※ 摘錄自 WHO（世界衛生組織）1986 年的報告。

「其他地方也開始疼痛」的時候，就能馬上進行適當的治療和應對方式。不是要等到疼痛變得劇烈之後，才來接受緩和、疼痛醫療，而是要在知道罹癌時，就開始接受治療，如此才能維持一定的生活品質，度過心滿意足的每一天。

緩和、疼痛醫療的目的就是為了因應患者的需要，並盡量在患者不失去意識的狀態下抑制疼痛。因此，患者不用忍耐疼痛或痛苦，在感到輕微疼痛時，可以老實告訴醫師或護理師，趕緊接受治療。

Step 70 一旦開始用嗎啡就完了？

就緩和、疼痛醫療來說，一般最廣為人知的藥劑應該就是「嗎啡」了。在日本，大部分的患者與其家屬都覺得「嗎啡很恐怖」，我也曾經聽過「一旦開始使用嗎啡就完了」、「雖然可以止痛，但會死掉」等說法。大家之所以會這樣想，其中一個原因就是「病患在開始使用嗎啡後就去世」。因此，導致大家很容易就誤以為「病患去世都是因為使用嗎啡的關係」。

嗎啡除了可以止痛，對緩解呼吸困難也很有效，它可以讓患者在呼吸時變得比較輕鬆。然而，當患者的呼吸變得淺而痛苦，便是接近死亡的其中一個徵兆。這是由於患者已經沒有體力，所以呼吸變淺，無法將肺部的二氧化碳全部吐出，也無法吸進足夠的氧氣，必須頻繁地以較淺的呼吸來維持生命。嗎啡可以減輕呼吸困難的痛苦，不過每當醫師開立嗎啡後，便經常發生「病患在使用嗎啡來讓呼吸變得輕鬆後，沒多久便去世了」

的情形，導致大家以為「病患之所以會死，都是因為用了嗎啡的緣故」。事實上，嗎啡只會減緩呼吸困難的症狀，並不會加速患者的死亡。

嗎啡的種類包含粉末或錠劑等口服藥、貼片、肛門塞劑、注射藥劑，可以針對患者的疼痛程度或狀態來使用。針對日常生活中的疼痛，可以使用口服嗎啡。因為是口服藥，所以患者自己很快就可以感受到「疼痛是否有減輕」、「是否因藥效太強而覺得想吐或想睡覺」等變化。許多患者都靠著這種口服藥物來控制疼痛，得以持續工作。

由於嗎啡是醫療用麻藥，只限於疼痛時在醫師的管理下使用，即使長期使用，也不會中毒或失去緩和疼痛的效果。此外，我們也可以確定，使用嗎啡並不會對患者剩餘的壽命造成任何影響。

當然，可以消除疼痛的藥物不只嗎啡。包含嗎啡在內，醫師必須一邊觀察患者的全身狀態，一邊慎重決定「要使用多少分量、要用哪一種藥物來消除疼痛」。特別在腎臟機能衰退的狀況下，是不能使用嗎啡的。

如果可以從初期就接受緩和醫療，緩和醫療團隊的成員就可以共同掌握患者日常生活方式、病況的變化、藥物的效果、副作用出現的狀況。在這樣的狀況下有效使用藥物，便能讓患者即使到了臨終之際，仍能保有一定的生活品質。如果步入末期後才接受緩和醫療，常會沒有足夠的資訊和時間，可以讓患者與家人度過臨終時刻。

再次強調，「一旦開始接受緩和醫療後，病患很快就會去世」是錯誤的想法，當病患的狀況穩定之後，還是可以停止投藥，繼續觀察。

> 嗎啡是醫療用麻藥，主要用於減緩呼吸困難與疼痛的症狀，必須在醫師的管理下使用。即使長期使用嗎啡，也不會造成中毒或失去緩和疼痛的效果。此外，使用嗎啡並不會加速患者的死亡。

Step 71

轉到安寧病房的時間點

當患者步入臨終階段，就必須開始考慮是否要轉到「安寧病房」或「緩和醫療病房」。時間點或執行與否，基本上必須以「患者本人希望的時間點」為準。然而，有很多時候是患者希望轉到安寧病房，家人卻無法接受。雖然患者認為「自己已經努力過了」，但家人還是會持續說著「加油！請再繼續加油！」

我們完全可以理解，過去一直努力接受痛苦治療的患者是什麼樣的感覺，也能理解其家人的心情。這問題牽連到患者與家人的人生觀或生死觀，每個人的想法都不一樣，我們沒辦法說患者和家屬誰才是對的，因為每個個案的情形都不同。

過去的緩和醫療，是針對已經無藥可醫的臨終病患所進行的照護；現在已經轉變成給予病患在被診斷出癌症的初期開始，除了身體的痛苦之外，也提供維持、提升患者的工作和生活品質的協助，和疾病的階段沒有關聯。然而，很多人對緩和醫療的印象還是停留在過去。

不過，在京都府立醫大醫院，轉到緩和醫療病房的時間點，必須符合「患者本人有此意願」且「主治醫師判斷大約剩下二至三個月的壽命」等條件。

位於各都道府縣的「癌症診療聯合據點醫院」，都設有「癌症諮詢服務中心」和接受居家緩和醫療諮詢的「地區聯合服務中心」。除此之外，還有我在前文中提到的「緩和醫療門診」。

首先，可以先前往「癌症諮詢服務中心」諮詢。對方便會幫忙聯繫最適合的窗口。若不確定該醫院是否有這單位，可以去醫院服務台詢問看看。如果那家醫院沒有，可以前往「地區聯合服務中心」等窗口，請他們幫忙聯繫。

「緩和醫療病房」的定義是，附屬於可以進行癌症治療的醫院，且具有符合國家所制定之設備標準的設施。另一方面，「安寧病房」主要是針對末期癌症病患進行「臨終照護」的末期醫療設施之總稱，分為獨立型與附屬於醫院兩種類型。一般來說，安寧病房多半是獨立型的設施，沒有進行治療的醫院。

有些醫院會將緩和醫療病房也稱為安寧病房，很容易造成混淆，但兩者都是可以接受專業緩和醫療的設施，目的和內容也一樣。此外，有時也會將在自家接受緩和醫療，稱為居家安寧療護。

不管是緩和醫療病房或安寧病房的目的都一樣，不只是針對患者在癌症末期時所感受的「身體上的痛苦」，還可以及早發現「精神性與社會性的痛苦」、「對死亡的恐懼」等，並加以緩解，提供想有尊嚴地步上人生最後旅程的患者及其家屬協助。此外，為了控制疼痛等症狀，有時也會請患者住院一段時間。

不管是緩和醫療病房還是安寧病房，都有專屬的護理師，以及處置疼痛等身體症狀的醫師，所配置的醫護人員會比一般病房來得多。因此，可以非常仔細地因應每一位患者的需求。

緩和醫療病房的住院費健保有給付，因為是在高額醫療制度的範圍內，超過一定限度的費用之後會再退回，我之前也有提到，只要申請相關證明，就可以減少支付費用。不過，住院期間的伙食費、住院費的差額、相關證明費用等，並不在健康保險的適用範圍內，務必仔細確認。

緩和醫療不只是對末期病患，癌症初期的病人有此需求也可接受診療。

Step 72 緩和療護可以在家中進行

最近，「想出院回家迎接人生最後一段旅程」的患者愈來愈多，患者或其家屬有時會問我：「在什麼樣的狀態下可以出院？」

如果患者自家附近有居家緩和療護或居家安寧療護，並可以在自己家裡接受服務的話，基本上，不論是什麼狀態都可以出院。

現在，已經針對這類的患者提供沐浴的服務，讓附有沐浴設備，或是可以直接躺在擔架床上洗澡設備的車輛前往患者家裡，協助其沐浴。

居家緩和療護以醫院的「地區聯合中心」為負責窗口。京都府立醫大醫院的地區聯合中心以「面對面服務」為目標，為患者介紹最符合其症狀和希望的地區醫師。

如果患者獨居或照顧者年紀很大時，在患者自己家裡接受緩和療護通常會感到十分不安。但是，在家人或陪伴者無法持續照顧的狀況下，居家緩和療護可以提供二十四小時全方面的照護協助。

曾經有個因為患者非常希望趁著連假期間回家，而來申請居家緩和療護的個案。那是一對高齡夫婦，只有太太一個人在照顧生病的丈夫。幸好，他們接受了二十四小時居家照護服務，讓太太有一點信心：「這樣的話，即使是在家裡，我也可以照顧先生」，後來，丈夫出院後再也沒有回到醫院。此外，獨居的患者現在一樣可以接受相同的服務。

另外也有「訪視照護站」，是由多個照護團隊組成的團體，其中有多位照護管理師和護理師，於二十四小時隨時提供服務，大家可以先向現在就診醫院的地區聯合中心窗口諮詢。不過，每個都道府縣的居家緩和照護服務內容都不盡相同，申請前請事先確認。

如果病人自家附近有居家緩和療護或居家安寧療護，基本上，不論是什麼狀態都可以出院回家療養。

Step 73

與患者「告別」

當患者病情惡化之後，有些家人會擔心患者可能會在自己離開病房或醫院時去世。曾經有患者家屬問我：「有多少家屬是在醫院跟患者告別的呢？能夠見到患者最後一面算是很幸運的，通常狀況大概是怎麼樣呢？」

我完全可以理解家屬提出這個問題的心情。可能的話，當然希望重要的人離開人世時，自己可以隨侍在側。

許多癌症患者一直到臨終之前，依舊可以和平常一樣對話。因此，就算醫師已經大致告知臨別時的情境，大部分的時候，不管是患者還是家人，都還是無法想像最後一刻會是什麼狀況。

我們醫師大概可以知道「隨時都可能有生命危險」或是「大概還有一、兩天」。當臨別時刻迫在眉睫，很可能是「今、明兩天」時，我們會事前告訴患者的家屬或親人。

若以京都府立醫大醫院的癌症緩和醫療病房來說，幾乎所有的患者都可以在家人或親戚的陪伴下離開人世。

當然也要看患者的狀況而定，如果家人身在遠方，或是因為工作的關係要花一段時間才能來到醫院，就比較難所有人齊聚為他送別。即使如此，也未曾有過身邊沒有任何家人或親戚，患者獨自離開人世的例子。

即使在一般病房，也可以讓患者在家人的陪伴下離開人世，但並非所有的患者都能夠如此。相較於緩和醫療病房和安寧病房，我們比較不太容易知道一般病房患者的臨終時刻何時到來，因為有時是患者的病情突然惡化而死亡。

但是，不管在什麼樣的狀況下，醫師、護理師，以及所有的醫護人員都會竭盡心力，努力讓家人陪伴患者度過臨終時刻。

掌握病患的臨終徵兆，把握與病患最後的相聚時刻，便能和最愛的人好好告別。

Step 74 如何「活得滿足」

不管罹患什麼樣的疾病，很重要的一件事就是要消除患者的不安。為了幫助患者消除正在與癌症搏鬥的不安，在安寧病房與緩和醫療病房裡，除了醫療之外，還會進行各種措施。

在基督教系的安寧病房設有禮拜堂，神父或牧師可以來跟患者談話，此外也有佛教系的安寧病房，而這些具備宗教功能的設施，就是為了緩和患者在精神上的痛苦和不安而設立的。

若是國立或公立醫院，雖然無法將宗教融入醫療活動，但並不會阻止患者本身的信仰和信心。即使是國、公立醫院，若患者或家屬有需要，還是可以請神父、牧師或法師到醫院來探望。

生命終有一天會走到終點。直到最後一刻，醫護人員都會竭盡全力「讓患者活得滿足」。當然，不管在什麼狀況下，離別都是痛苦而悲傷的，但患者若能和醫師、護理師，以及家人和重要的人建立起信賴關係，一定可以心懷滿足、感謝，帶著笑容離開人世。

當生命步入終點時，「讓患者活得滿足」便是第一要事。因此，病患若能信賴醫療團隊，家人與重要的人，一定能了無遺憾、心無畏懼地離開。

Part 7

我理想中的癌症治療

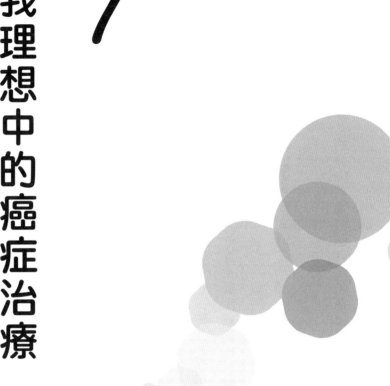

Step 75

傾注全力治療

京都府立醫大醫院是由京都府民捐贈，成立於一八七二年，一百五十年以來，我們重視臨床經驗，除了京都府民之外，也守護從日本各地而來的患者生命。我曾擔任京都府立醫大醫院的校長，這是間大學附屬醫院，同時也是以尖端研究為基礎的癌症專門醫院。

在癌症專門醫院，必須隨時思考「用什麼方法才能克服癌症」、「如何擊退癌症」，追求最好的治療效果。如果以不確定的綜合療法來治療，即使出現效果，也不知道是哪一種治療方式發生效用，所以通常會採取正規的治療方法，一邊確認治療效果，一步步繼續進行下去。然後，再合併兩個或三個已知效果的治療方法，判斷是否有效——這就是癌症專門醫院的治療方針。

接到病患諮詢後，需要向其他醫師同仁請求協助時，我只有告訴他們一句話，那就是「一定要讓這名患者恢復健康」。

要讓患者恢復健康是第一要件。等患者恢復健康之後，再從醫學或科學的角度來查明治療成功的「原因」。總之，首要之務就是「治療」，傾注全力治療，是我在京都府立醫大與附屬醫院所學習到的治療原則。

治療方法的效果判定雖然也很重要，但是，最重要的課題還是讓患者恢復健康。因此，我們這些醫師，為了盡量延長癌症患者生命而努力嘗試各種不同的方法。從這些試驗中，我們得到了全新的發現及數據資料，包括過去被認為是常識的事未必正確，過去認為應該沒什麼效果的治療法，卻出現了效果等。只要是對病患「可能有效」、「能產生效果」的治療法，就算實例很少，我們一定會盡量嘗試。

比方說，一百個人都接受同樣的治療，卻只有一個人治癒。一般會認為這治療法「沒有效果」，僅以「只是碰巧有效」作為結論，這就是科學性證據的解釋方法。

但是，若我們從相反的角度來看又是如何呢？如果弄清楚「為什麼在那個人身上會有效」，就可以知道「這項治療對什麼樣的人是有效的」。如果可以正確掌握那個人的特徵，只要將那種方式用在擁有相同特徵的患者身上，然後再以不同的方式治療其他九十九名患者即可。即使是「幾乎沒有效果」的治療，如果有一百名擁有相同特徵的患者，這個治療方法對這一百人來說，就是百分之百有效的治療方法。

就算一百個人中有九十九個人出現副作用，只要有一個人沒有出現副作用，就要研究箇中原因。不能因為在九十九個人身上都出現副作用，就捨棄那種藥物，而是要仔細研究「為什麼只有那一個人沒有出現副作用」，不斷累積科學根據就可以了。如果擁有某種特徵的患者沒有出現副作用，就可能開發出對癌細胞有強大效果的藥物或強而有力的治療方式。如果像過去一樣，採用只以出現效果的人數和比例作為根據的思考方式或研究方法，就會錯過其他有效的治療方式。

我認為，未來應該要大力推廣「個別化醫療」。現在十分受大眾注目的 iPS 細胞（誘導性多能幹細胞），極可能為個別化醫療打開新的一頁。將來或許可以利用它來「選擇適合自己的治療方式」。開始治療之前，利用自己的 iPS 細胞，就可以先知道藥劑的效果與是否會產生副作用。也就是說，可以在沒有副作用的狀況下，接受最適合自己病症的治療。目前已經展開研究，期望可以順利在試管內觀察對癌細胞的療效，此外也會在試管內驗證過去被認為「有效」的治療方式，是否真有療效。

在不久的將來，應該可以實現癌症的個別化醫療——也就是配合患者的體質，由人工智慧選出在沒有副作用的狀況下，能夠不傷害正常細胞，只擊退癌細胞的治療方式。

如果有任何可治癒癌症的可能，只要在不產生嚴重副作用的情形下，都應該嘗試看看。

Step 76

善用自癒力

在沒有藥物的時代，不只是癌症，所有因疾病所苦的人都如何因應呢？比方說發燒時，在現代可以利用藥物立即退燒，但是發燒本身有其意義，有人認為最好可以讓所有的熱都發散出來，而非一味抑制症狀；當沒有食慾、想要嘔吐時，可以暫時先觀察一下身體狀況，不用勉強進食；拉肚子時，不要吃止瀉藥，只要適時補充水分，讓該拉出來的東西全部拉出來會比較好，重要的是要接受身體出現的不適。因為這些症狀是身體的防禦反應，正在向我們送出求助訊號。因此，在治療上應該多思考如何善用身體本自具備的「自癒力」。我認為「最值得信賴的治療法」，就是以前大家都認為「很好」的方法。因為有實際效果，所以長久以來都沒有失傳，一直延續至今。這種自古流傳下來的訊息，就算沒有充分證據，許多人也會抱著「因為大家都認為它很好，所以肯定很有效果」的心態，勇於嘗試。這是我的臨床哲學，也是我的風格。

我在Part 4曾經提到，最近幾年，陸續推出了運用我們身體所具備之免疫機制的全新藥物。而且，除了過去使用X光的放射線治療，現在還開發出讓質子射線和中子射線等放射線，可以從體外單單只照射體內的癌症病灶，機動進行治療的方法。如果將這些治療方法結合免疫療法、溫熱療法等，或許可以打造出更好的治療效果。治療法愈多，組合的方式就愈多。我們的治療宗旨與特徵，就是提高身體原有自癒力的綜合技術。正因為如此，我才會認為要嘗試所有無副作用且可能有效的方法。

站在大學附屬醫院的角度，雖然必須先進行最先端的治療，然而，其他沒有受到全面認可的治療方法，只要不會影響其他治療的效果，也可以積極採用。我認為，只要某種治療法的「副作用較少，也不會讓癌細胞容易變大」，就算沒有證據掛保證，也應該嘗試一下。

如果站在善用自癒力這個角度，應該也要把平日的生活樂趣視為治療的一環，積極融入生活。以前好萊塢電影也有提到，「笑」具有活化體內免疫細胞的功能。聽著相聲，一邊笑一邊打抗癌藥物的點滴或許能提高效果。如果一邊聽著小河的潺潺流水聲或鳥兒的鳴叫，一邊打點滴，可以減輕藥物的副作用的話，那就應該積極嘗試。如果可以因為笑或音樂而讓心情變得愉悅，並減少副作用，就能讓病患開心接受治療。因為光是笑著大聲歌唱就可能改變心情，或許醫院裡該設置卡拉ＯＫ來讓病患使用。

運動也一樣。現在，醫院裡的復健中心都只用於復健治療，但是，若將治療的定義放寬，癌症患者應該也可以把復健中心當健身房來使用，積極進行活動身體的治療。將來，除了餐廳或咖啡店，或許癌症專門醫院內會設置電影院、卡拉ＯＫ包廂、電玩遊樂場、運動中心等的設施。

我的理想是，病患在接受治療時，可以像平常一樣，一邊享受品嘗美食、唱歌、大笑、閱讀書籍、看電影等各式各樣的樂趣，積極融入抗癌生活當中，這些都可當作是提高自癒力的工具。有些種類的癌症需要一段時間之後才出現不適症狀。如果可以消除痛苦，要和癌症和平共存，應該不是那麼困難。

保持心情愉快，便可提高體內本有的「自癒力」，也可提高「治癒效果」。

Step 77

善用體內時鐘減輕副作用

因為科學的分析技術趕不上現實的變化，所以有很多事無法得到實證，其中一個很好的例子就是「體內時鐘」。比方說，從過去的經驗，我們可以知道月亮的陰晴圓缺及潮汐漲退和分娩有些關係。透過經驗我們也可以知道，注射點滴時間的不同，有時會出現副作用，有時不會。

隨著科學研究的發展，我們知道「生物天生具備了測量時間的機制」。不光是生產，即使以細胞來說，物質的進出也有它的節奏，所以現在已經發展出利用「體內時鐘」來作治療。

正常細胞在夜晚會停止活動，所以不會吸收藥劑；癌細胞在夜晚時反而非常活躍，因此若在半夜打點滴，只有癌細胞會吸收藥劑，如此一來，便可以在不影響正常細胞的狀況下，來打擊癌細胞。

未來即使是使用相同藥劑，在沒有產生副作用的前提下，不妨試著改變使用藥劑的時段和時間點。

我們可以將雖然缺乏證據但「沒有副作用，且可能有效」的療法，和「經過實證的西洋醫學治療」合併使用。因為沒有副作用，對患者來說幾乎沒有風險，可說是一種溫和又讓人放心的治療。

透過體內時鐘，利用「夜晚只有癌細胞會吸收藥劑」的特性，來給予化學藥劑，不僅不會傷害正常細胞，還可以大幅減輕副作用。

Step 78

過著和平常一樣的生活

當然，我們的最終目標是癌症消失、長命百歲。但人終有一死，就算癌症沒有完全消失，如果可以在沒有疼痛和痛苦的狀況下生活，應該也不錯。在日本有所謂的猝死寺[11]，可見很多人都認為若因心臟衰竭或腦中風而突然死亡，那種可以在沒有痛苦的情況下離開人世，是非常幸運的一件事。但是這僅限於本人沒有未盡之事，或是工作交接、財產整理都已經準備妥當的狀況。

罹患癌症時，通常可以大致估算生命還剩下多少時間。只要可以控制精神或肉體上的不安和痛苦，就可以好好利用剩下的時間做自己喜歡的事。

過去，許多日本人一旦知道會因癌症去世，情緒都會相當低落，完全沒有想到要一

11譯注：日本寺廟之一，參拜者多祈求自己可以安享天年，不會久病臥床，而拖累身旁親人。

邊享受日常生活，一邊接受治療。我年輕時，曾在國外看到一邊吊著點滴，或是帶著人工膀胱或人工肛門，一邊和常人一樣四處活動的患者，覺得非常驚訝。因為這在當時的日本是完全無法想像的事。

過去的日本，通常會讓那樣的患者長期臥床，或是在堪稱過分體貼的照顧下，進行治療。我雖然不會說這是過度呵護患者，但這麼做只會讓生病這件事變得更加沉重而已。

以癌症來說，可以使用各種含有醫療用麻藥的藥物來消除疼痛。若使用得當，便可以在沒有疼痛的狀況下舒適度日，但有些患者或家人卻覺得使用這樣的藥物來消除疼痛會對身體造成傷害。或許是日本人特有的性格，大家誤以為「如果可以忍耐，病會好得比較快」。事實上，最重要的是消除痛苦，讓生活變得快樂又舒適，這才是正確作法。

現在算是無障礙社會，不論是罹患疾病或是有肢體障礙，都可以自在搭乘電車或飛機等交通工具，在各種設施、場所也都可以舒適開心地活動。即使得了癌症，也不必限縮自己的活動空間，因為現在的社會或環境，已經可以讓患者如常生活了。

就算癌症沒有完全消失，如果可以在沒有疼痛和痛苦的狀況下過正常生活，也是個不錯的選擇。

Step 79

三大療法的綜合性治療

過去的癌症治療都專注在「如何殺死癌細胞」、「如何讓腫瘤縮小」。相對的，一如先前所提，最近大家都把重點放在「若罹患癌症，如何才能延長壽命」或「如何才能長命百歲」。

癌症的特徵會依據種類而有所不同，但其共同點就是「癌細胞會無限增生」。癌症會藉由不斷增生，威脅到正常細胞，讓器官無法正常運作，進而讓身體出現各種狀況。

我在 Part 4 也提到，過去使用的癌症治療法主要有以下三種：

- 切除癌細胞的外科手術療法。
- 用放射線照射癌細胞，加以破壞的放射線療法。
- 以抗癌藥物殺死癌細胞的化學療法。

這些方法合稱「癌症的三大療法」，我們醫師要思考的是，單純使用其中的哪一種方法，或是如何組合這三種方法，才能將癌細胞從身體中消除。

最近幾年，除了三大療法之外，根據對癌細胞的全新思考而打造出的藥劑和治療方法陸續登場。現在，已經研究出各種方法，包括「抑制癌細胞發育機制的功能，讓癌細胞無法成長」或是「抑制讓癌細胞增加、腫瘤變大的機制，讓腫瘤不再變大」，然後「了解癌細胞是如何轉移到其他器官，讓它們不再轉移」、「利用免疫細胞來擊退癌細胞」。此外，也研發出「掌握癌細胞特徵後，再一舉攻擊它們」的方法，而非直接胡亂地攻擊癌細胞，其中最具代表性的是 Part 4 中提到的溫熱療法，是利用癌細胞（組織）「比正常細胞更怕熱」的特性而出現的治療方式。

再加上，目前正在持續發展「多重模式治療」（Multimodal therapy），即掌握癌細胞為了阻止免疫細胞活動所釋放的物質之特徵，再活化患者的免疫細胞等，是組合傳統和幾個既有治療法的綜合療法。

多重模式治療的目的並不是「消除癌細胞」，而是基於「就算罹患癌症，也要想辦法讓患者活得久一點」這個全新想法，所產生的對應方式。

除了基本的癌症的三大療法之外，現在也出現組合傳統治療方法和幾個既有治療法的「多重模式治療」，該使用哪種方式，就交給醫師對症狀做最好的判斷吧。

Step 80 「享樂」也是一種治療

一如之前提到的，雖然相較於過去，癌症患者的負擔已經減輕許多，但是，癌症治療絕非一件輕鬆的事。

在漫長的治療過程中，很重要的一點是，患者要找出訴諸五感的「快樂」。其中尤其是以「食物」的影響最大。品嘗美食後，再注射抗癌藥物點滴或接受放射線治療，與無法品嘗美食，在乏味的生活中進行治療，兩者的心情當然截然不同。所以，要想辦法引起患者食慾，讓他們可以開心用餐。只要不影響治療，患者喜歡的食物都可以吃。

不只是飲食，最好可以一邊給予五官良好的刺激，一邊接受治療。方法之一就是一邊欣賞四季的變化，一邊接受治療。京都府立醫大醫院位於京都御所東邊，正好是在貫穿京都市內的鴨川岸邊。每年三到四月，人行道上都會綻放美麗的櫻花。五月舉辦葵祭時，牛車隊伍也會經過醫院前，直往上賀茂神社。八月時，從病房裡還可以看到大文字送火[12]。另外在祇園祭或時代祭時，醫院的伙食還會準備特別的餐點。

或許很多人會覺得這樣的巧思是臨時起意，只能暫時轉換心情，但事實上，它確實可以提高治療效果，也能抑制抗癌藥物的副作用。若單單以一句「這都是患者的心情問題」來解釋，就太小看這個方法的功用了。只要有一點可能，就應該要積極嘗試。

關於「一邊享樂，一邊治療」這一點，在日本醫院或其他醫療環境，做得還不夠好。

在國外的醫院，當患者從麻醉中醒來、狀況穩定之後，有時還會乾杯慶祝手術順利結束，但在日本的醫院，基本上是完全禁止飲酒的。之所以要全面禁酒，是因為如果有人喝醉，會很難處

享受四季變化的住院生活

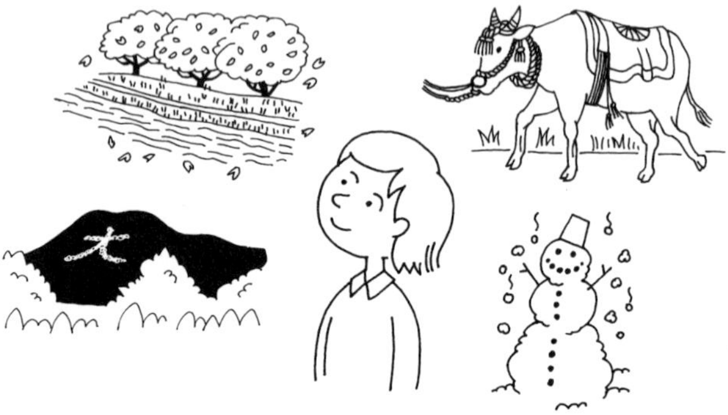

手術後就來「乾杯」慶祝吧！

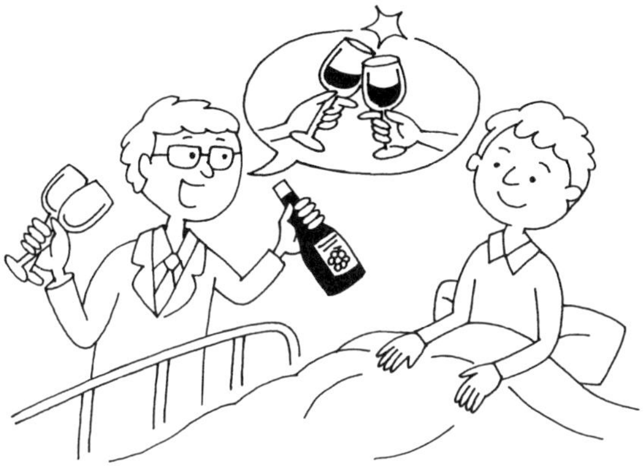

理後續，而且也很難控制患者。因此，住院期間不只是酒精，大部分也會禁止患者訂購自己喜歡的餐點，或是從家裡帶來的食物。

但是，這些行為真的會影響治療效果嗎？仔細一想就會發現日本的住院治療和醫院，在管理上仍有些不清楚或需要質疑的地方。但我認為，釐清這些疑問，然後一邊觀察患者的狀態，一邊針對個別狀況加以處置的那一天，很快就會來到。

癌症治療的方法、技術和理論，會透過不斷的研究而日新月異。

有些事情「今天是對的，但到了明天就成

12 譯注：每年八月十六日晚上，在日本京都府京都市的大文字山，於堆疊的木材高台上點火的活動。

了錯的」。比方說，長久以來，大家都認為「用消毒藥劑來消毒手術後的傷口」是一種常識。然而，根據最新研究結果，「不消毒的話，傷口會好得更快」。正因如此，我們要有追求更有彈性的想法與醫療方式。

> 在治療癌症時，要保持放鬆快樂的心情。在抗癌之餘，找回「五感」，做自己想做的事，改變心境，更能提高治療效果。

Part 8

與癌症「和平共存」

Step 81

出院後也要持續回診追蹤

基本上，一旦罹癌，即使出院後也要持續治療。就算已經透過手術將癌細胞全部切除，其他治療也很順利，確認沒有轉移，也必須觀察整個復原過程。

曾經有患者問我：「我擔心癌症會復發，術後檢查多久做一次比較好？」如果主治醫師說「請每隔半年來檢查一次」，我建議那就每隔三個月請主治醫師檢查一次，如果主治醫師說「一年要檢查一次」，那就每半年檢查一次。

當患者「因為擔心，所以上醫院」時，主治醫師絕對不會跟他說「你不用來」，也不會罵患者「你來做什麼」。一旦發現異樣，覺得擔心不安，請務必到醫院接受診察，然後誠實地跟醫師說「雖然醫師叫我半年後再來，但我還是有點擔心」。

而且，就算主治醫師說「已經完全沒問題了」，最好還是抱有「可能會復發」的心理準備。與其過度樂觀，認為「醫師說『沒問題』，我就一定不會復發」，最好還是可以抱持著「雖然不是不相信醫師，但說不定會復發」、「因為癌症就是容易復發的疾病」的心態。想預防癌症復發，關鍵就是不要太過樂觀，定期追蹤檢查的另一個目的就是為了維持這種警戒的心態。

關於癌症復發，比方說如果胃癌是因為幽門螺旋桿菌所造成的，就要徹底擊退這種細菌，才能預防復發。特別是以內視鏡手術切除部分癌細胞時，有可能仍會殘留幽門螺旋桿菌。若這種細菌殘留下來，胃癌復發的機率會比較高。與其說是之前的癌症復發，倒不如說是在胃裡面另外又生成一個小型胃癌。抗癌藥物是無法徹底消滅幽門螺旋桿菌的。不妨和醫師討論，看看是否要以抗菌劑來除菌，預防復發。

如果因為已經切除癌細胞，就感到放心而疏於檢查，日後一定會後悔。在出院之後，務必和醫師保持聯繫，確實接受檢查，請醫師注意自己是否有復發的跡象。

為了避免癌症復發，在治療後也要時時警覺身體的變化，更要持續回診追蹤。

Step 82

保持積極的態度

本書開頭介紹了接受食道癌手術的K先生，他出院時的體重比出院前少了二十五公斤，主要是因為食道已經全部摘除，他一次沒辦法吃太多東西。事實上，從住院到出院這段期間，他也沒什麼食慾。不過，K先生和他的家人還是想辦法增加用餐分量，為了回到原本的狀態，他持續一天吃六餐（！），從住院動手術到現在過了八年，他已經可以正常進食。而且也繼續接受住院時就開始進行的免疫療法，來預防癌症的復發。

「我本來以為，等我出院時，牙科診所必定已經關門大吉，沒想到大家幫我把診所照顧得很好。」

身為牙科醫師的K先生回憶說道，如果沒有罹患癌症，自己應該依舊是個獨裁者。現在，他已經可以信任診所的同仁，把工作交給他們處理。

「一邊觀察身體狀況，並回到工作崗位，回過神後已經過了八年。因受前輩之邀而前往一年一度的夏威夷之旅，今年已經是第六次了。我計畫在手術後十年內都持續進行免疫療法。此外，我的工作和生活方式也有了轉變，目前正以積極的態度展開第二人生。」

「保持積極的態度」是句好話。罹患癌症之後，以前能做的事有可能再也無法做。但是，如果可以像K先生這樣，把癌症當作重新檢視自己想法或生活方式的機會，就可以帶著全新的心情，開心享受每一天。我認為這絕對不是件困難的事。

即使罹癌也不要沮喪難過，時時保持積極態度，便是開啟全新人生的轉捩點。

Step 83 膳食纖維與發酵食品

我曾在 Part 5 提到，住在我們腸內的數兆個腸內細菌，是維持人體健康的重要功臣。特別是乳酸菌擁有提高免疫力的功效，可以保護我們的身體，免受癌症等各種疾病的侵襲。優格和米糠漬等發酵食品中，含有大量乳酸菌等所謂的好菌，我通常會建議病患在出院之後，要積極攝取這類食物。除此之外，膳食纖維也很重要，膳食纖維是腸內細菌等好菌的飼料，可以幫助我們增加好菌。

透過大量攝取發酵食品或膳食纖維來提高免疫力、預防各種疾病的運作機制如下：在小腸受到腸內細菌（特別是好菌）的刺激，而變得活躍的淋巴球等白血球，會隨著血液流經我們全身。在血管中流動循環時，這類白血球會進行巡視，看看「是否有異物入侵我們的身體」。一旦發現入侵體內的細菌或病毒，白血球就會離開血管這樣大型的高速公路，另外打造出一條道路，來擊退那些細菌和病毒。

比方說，當皮膚被某種東西刺到時，會釋放名為「細胞激素」（cytokine）的發炎物質並開始發熱，藉以擊退異物，這就是所謂的「發炎」。發炎的部位會釋放出物質來誘導巡邏中白血球。當白血球發現告知有異物入侵的誘導物質時，會從最近的微血管跑到外頭，以擊退異物。細菌或病毒等異物入侵體內時的機制也一如上述。在這種反應中，白血球中與免疫相關淋巴球，和掌管「吞噬作用」（即指吸收細菌或不必要的固體，並加以分解的作用）的「嗜中性球」（Neutrophil）或「巨噬細胞」（Macrophage）等白血球也可派上用場。

同樣的，白血球和淋巴球會擊退不斷形成的癌細胞等異物。但是，癌細胞非常厲害，它會利用各式各樣的手段突破這層包圍，逐漸繁殖、不斷長大，最後演變成我們眼中的癌症。

正因為如此，我們必須採取平日就能為我們增加腸內細菌的飲食，以防出院後癌症復發。這樣的飲食方式，除了可以預防癌症，也可有效防止病毒和細菌入侵體內，預防癌症以外的其他疾病。

腸內細菌是維持人體健康，也是提高免疫力的重要功臣。因此平常多攝取膳食纖維、發酵食品，就能增加腸道益菌，讓身體更加健康。

Step 84

健康食品與中藥

腸內細菌和免疫功能之間的關係，目前還在研究中。不過，這些腸內細菌雖然無法直接擊退癌症，卻能有效提高免疫力，「間接」抵抗癌症。就像我之前再三強調的，就算只有一點點效果，若直接否定其可能性，連試都不試，那就太可惜了。

因此，如果有「任何對癌症有效」的健康食品，我們就不能忽視。只要有任何實例，發現癌症因此「消失」或「變小」，就可能有擊退癌症的功效，或許它們能夠提高人體本身具備的自癒力這種身體防禦反應。

我認為，只要發現攝取某種健康食品「可以有效治療癌症」，就應該積極攝取。

不過，若要把它們當作藥物，最基本的條件是不會妨礙抗癌藥物等的治療，並且具有殺死癌細胞的作用。事實上，藥物在實際使用到患者身上之前，除了效果之外，從成分多寡到實際進入體內的安全性，必須通過好幾個階段的測試。此外，攝取時請務必先請教醫師，千萬不要在沒有經過醫師認可的狀況下，在治療癌症的同時，食用日常飲食之外的東西。

不過，大家也不要以為光靠這些就可以治療癌症。這樣的患者通常很容易放棄辛苦的抗癌藥物治療，只依賴沒有副作用的健康食品。這種作法顯然是錯誤的，請千萬不要做出光是靠著健康食品來治療癌症的這種不智之舉。

中藥的情形又是如何呢。我們經常可以聽到中藥可以治療癌症的說法，人類使用中藥的歷史遠比西藥來得久遠。因此，如果光以時間來看，或許可以說「很多患者都服用過，也獲得許多證實」。事實上，中藥經常會被用來減輕、預防抗癌藥物的副作用，也會用來維持體力或提升免疫力。

但是，即便如此，在接受癌症治療時，若沒有和醫師討論就服用中藥還是有其危險性。因為我們不知道那些中藥和現在接受的治療方法或使用的藥物有什麼關聯，又會引發什麼樣的症狀。

在接受癌症治療時，所有吃進嘴裡的東西，請務必記得一定要先和醫師討論之後才可食用。

在服用健康食品與中藥前，請務必先與醫師討論。

Step 85

癌症復發的四大風險

在生活中要隨時保持「可能會復發」的警覺，也可以有效預防癌症捲土重來。癮君子最好可以持續維持戒菸，讓身體保持在如果發現復發，隨時都可以動手術的狀態。

一旦得過癌症，就會比健康的人「更容易罹癌」。因此，很重要的一點是，要隨時記得「我是癌症的高危險群」，從平常開始就要積極做好準備。

「積極做好準備」究竟是什麼意思呢？「不讓身體感到疲倦」便是其中之一。舉個具體的例子。有一種病毒叫「疱疹」，幾乎每個人體內都有，平常並不會對身體帶來不良影響。但是，當因疲倦或睡眠不足而身體虛弱時，隱藏在神經細胞中的疱疹病毒就會跑到表面，引起發炎。水痘的疱疹病毒所引發的就是知名的帶狀疱疹。罹患癌症後，有時會出現過去不曾出現的疱疹病毒。因此，過著疱疹病毒沒有機會出現的生活，就等於是在預防癌症。

其次是「肥胖」，除了癌症之外，肥胖也會引發其他疾病。事實上，肥胖和癌症有著非常密切的關係。囤積脂肪的脂肪細胞之細胞膜會釋放出對身體帶來不量影響的各種細胞激素（Cytokine）或活性氧。我們都知道，重度肥胖者的肝臟、胰臟、膽囊、大腸、胃等消化器官罹患癌症的機率，遠高於非肥胖者。為了進行風險管理，降低罹癌的可能性，必須小心飲食，並做適當運動來預防肥胖。這麼做還能預防生活習慣病，可說是一石二鳥。

至於「酒」又是如何呢？完全戒酒的生活可能會很沒有意思，少量的酒是「百藥之長」，可促進血液循環並消除壓力。但是，絕對不可大量飲酒。如果每天都喝下大量的酒，會造成肝臟、胰臟和腸胃等的負擔，提高罹癌的機率。因為飲酒而容易罹患的癌症包括口腔癌、咽喉癌、食道癌、大腸癌（男性）、肝癌、乳癌等。眾所皆知，特別是一喝酒就會臉紅的人，很容易因為攝取過量酒精而罹患食道癌。根據調查，相較於滴酒不沾的人，經常飲酒的人罹患乳癌的機率為一．一七倍，（換算成日本酒）一週飲酒量少於一二六〇毫升者為一．〇六倍，飲酒量超過一二六〇毫升的人則是一．七五倍。此外，「抽菸又喝酒的人」罹患大腸癌的機率會增加為三倍。除了平常要少抽菸之外，建議大家也要盡量減少飲酒量，以日本酒來說，一天最好控制在一八〇毫升以內。

包括上述四點在內，有些具體活動可以降低癌症復發的機率，癌症研究振興財團（http://www.fpcr.or.jp）稱為「預防癌症的十二個原則」，內容如下：

1. 不抽菸。
2. 盡量避免吸到二手菸。
3. 控制飲酒量。
4. 攝取均衡飲食。
5. 盡量減少鹽分的攝取。
6. 攝取充分的蔬菜和水果。
7. 適度運動。
8. 維持適當的體重。
9. 預防病毒和細菌的感染並進行治療。
10. 定期進行癌症篩檢。

11. 一旦發現身體出現異常現象，必須馬上接受診療。
12. 透過正確的癌症資訊來了解癌症。

關於以上幾點，我在書中都已經做了說明，請務必牢記在心。

一旦得過癌症，就會比健康的人「更容易罹癌」。為了不讓癌症復發，至少需要做到四件事：戒菸、保持正常作息、維持理想體重、不飲酒過量。

Step 86

可以暫且安心的時間為「五年」

很遺憾的，目前並沒有可以完全防止癌症復發的治療方法或藥劑。癌症是有可能復發的，但透過經驗我們知道，如果治療後五年內沒有復發，以後應該不容易復發，一般稱為「五年存活率」。不過，乳癌有時過了五年之後還是會復發，需要特別注意。

雖然一般都說是「五年」，但醫師可以根據「癌症形成部位」與「癌症細胞種類」的不同，判斷出不會復發的時間。因此，在這段期間，請務必定期接受檢查，由醫師來確認康復情況。

現在，我們的團隊正在進行硼中子捕獲治療（BNCT）這種全新癌症治療法的開發。在Part 4也曾經介紹過，這種療法的原理是讓癌細胞吸收硼之後再照射中子，硼便會釋放出放射線，殺死癌細胞。若以手術切除癌細胞後，再進行硼中子捕獲治療，就可以擊退殘存或轉移的癌細胞。全新的硼中子捕獲治療已經完備，只要持續治療一段時間，應該就可以預防癌症的復發。

未來，我身為一名醫師，同時也是一名醫療人員，會將剩下的生命，全都投注在這種治療法的開發上，請大家期待。

> 癌症是有可能復發的，但如果治療後五年內沒有復發，以後就比較不容易復發。不過乳癌，有時過了五年之後還是會復發，需要特別注意。然而，在觀察期間，請務必定期接受檢查與追蹤。

結語

許多人在「懷疑自己是否得到癌症時」或是「被宣告罹癌後」，都會不安地想著「首先該做些什麼事？」。身為醫師的我實際上看過非常多罹癌的病人，所以我認為「癌症就在我們身邊」，但對那些對癌症沒有什麼感覺，也從來沒想過自己會「罹患癌症」的人來說，癌症的世界或許真的非常遙遠。

現在，日本已經進入人生百歲的時代。因為邁入長壽社會，罹患癌症的人也變多了，癌症再也不是「必死的不治之症」，它已經成了不管誰得了都理所當然、不足為奇的慢性病之一。

但是，患者與其家屬，甚至可說是所有的人，都還沒發現這個事實。大家深信癌症是一種非常可怕的疾病，有時甚至必須犧牲社會生活。事實上，就算得了癌症，也未必會如此。我認為，我們必須深入了解癌症的真實樣貌，隨時為罹癌做好準備。

我在一九七三年自京都府立醫大畢業，二〇一七年辭掉校長的職務，在這四十五年間，我一直擔任醫師，為患者治療。

根據這些經驗，我一邊思考，在懷疑是否得了癌症或萬一罹患癌症時，「首先該做什麼」為主軸，完成了這本書。

我之所以會寫這本書，乃是因為友人一宮一子女士在住進京都府立醫科大學附屬醫院後，經歷了許多事，於是建議我寫一本「可以消除患者或家人的不安與疑問的書」。她就像「疾病百貨公司」一樣，罹患多種疾病，卻很努力地照顧別人，生活中充滿著樂觀的態度，在這裡，請容我向一宮女士的莫大協助表達我最誠摯的謝意。

由衷希望手上拿著本書的讀者，可以了解癌症、不要懼怕癌症，快樂度過人生中的每一天。

二〇一八年　春　　吉川敏一

感謝名單

木村修（Seren 診所東京院長）
古倉聰（日本溫熱療法學會理事長）
細川豐史（洛和會丸太町醫院院長）
石川剛（京都府立醫科大學研究所醫學研究科講師）
高橋成人（大阪大學核物理研究中心特聘教授）
金田吉明（醫療法人社團明水會金田牙科醫院理事長）
小島富佐江（NPO 法人京町家再生研究會理事長）
濱田正久（株式會社 Kripton 代表取締役會長）
海老根智仁（株式會社 Legend Partners 取締役會長）
*排序無特定規則，省略敬稱

參考文獻與網站

《氧化壓力的醫學》（診斷與治療社）
《京都府立醫大的癌症溫熱療法》（PHP 研究所）
《發炎免疫應對與氫離子幫浦抑制劑》（診斷與治療社）
《健康食品．機能性食品百科》（講談社）
《健康食品資料手冊》（Ohm 社）
《腫瘤熱療法　癌症溫熱療法手冊》（每日健康沙龍）
《癌症的溫熱免疫療法》（診斷與治療社）
《癌症的基本科學》（醫學．科學．國際）
《消化器官疾病與氧化壓力》（診斷與治療社）
國立癌症研究中心癌症資訊服務　http://ganjoho.jp/
公益財團法人日本抗癌協會　http://www.jcancer.jp/

身體文化 148

日本醫學博士打造的全面抗癌計畫：癌症能治癒！預防與逆轉癌細胞的86種正確觀念

作　者—吉川敏一
譯　者—吳怡文
副 主 編—郭香君
責任編輯—龍穎慧
責任企劃—張瑋之
視覺設計—走路花工作室
內頁排版—新鑫電腦排版工作室
編輯總監—蘇清霖
董 事 長—趙政岷
出 版 者—時報文化出版企業股份有限公司
10803 台北市和平西路三段二四〇號一至七樓
發行專線—（〇二）二三〇六六八四二
讀者服務專線—〇八〇〇二三一七〇五
（〇二）二三〇四七一〇三
讀者服務傳真—（〇二）二三〇四六八五八
郵撥—一九三四四七二四 時報文化出版公司
信箱—10899 臺北華江橋郵局第 99 信箱
時報悅讀網—http://www.readingtimes.com.tw
綠活線臉書—https://www.facebook.com/readingtimesgreenlife
法律顧問—理律法律事務所　陳長文律師、李念祖律師
印　刷—勁達印刷有限公司
初版一刷—二〇一九年十二月二十日
定　價—新台幣三五〇元
（缺頁或破損的書，請寄回更換）

時報文化出版公司成立於一九七五年，
並於一九九九年股票上櫃公開發行，於二〇〇八年脫離中時集團非屬旺中，
以「尊重智慧與創意的文化事業」為信念。

日本醫學博士打造的全面抗癌計畫：癌症能治癒！
預防與逆轉癌細胞的 86 種正確觀念 / 吉川敏一 著；
吳怡文 譯 . -- 初版 . -- 臺北市：時報文化，2019.12
面；　公分 . --（身體文化；148）
譯自：がん宣告「される前に！」「されたら！」まず読む本
ISBN 978-957-13-8051-3（平裝）

1. 癌症　2. 預防醫學

417.8　　108020504

ISBN 978-957-13-8051-3
Printed in Taiwan